Parkinson's Treatment: 10 Secrets to a Happier Life

Por Michael S. Okun, M.D.
Mariana Moscovich M.D.

Published on Amazon

* * *

Parkinson's Treatment Portuguese Edition: 10 Secrets to a Happier Life
Os 10 Segredos para uma Vida mais Feliz com a Doença de Parkinson

Índice

* * *

Prólogo do Autor

As novas expectativas para a doença de Parkinson são surpreendentes. Os números sugerem uma necessidade urgente de acordar e reconhecer que estamos à beira de uma pandemia emergente. É assustador pensar que, nos países mais populosos do mundo, o número de doentes de Parkinson dobrará para quase 30 milhões no ano de 2030. Essas crescentes estatísticas parecem inacreditáveis, mas elas são reais, e estas são alimentadas por uma população que continua a envelhecer. A idade é o fator de risco inevitável e inegável para o desenvolvimento da doença de Parkinson. Com o aumento da expectativa de vida, esses números ficam ainda mais assustadores. Dito de outra forma, se todos vivêssemos até os 100 anos, seríamos forçados a lidar com a doença de Parkinson, e isso levaria a uma crise mundial.

Ao viajar pelo mundo como diretor médico nacional da National Parkinson Foundation (NPF), conheci dezenas de milhares de pacientes com a doença de Parkinson, familiares e amigos. Uma das perguntas mais comuns em suas mentes era "o que posso fazer para que minha vida e as vidas dos que me rodeiam tornem-se melhores?" Eu escrevi este livro para ajudar a saciar essa sede que é compartilhada por pacientes de Parkinson e famílias em todo o mundo. É nesse espírito, através de nossos companheiros de trabalho e colegas, que foi possível traduzir este livro em tantos idiomas, a fim de passar a palavra ao mundo sobre os segredos de esperança e uma vida mais feliz com a doença de Parkinson.

* * *

Introdução

Quatro simples palavras: "Você tem a doença de Parkinson", transpassarão o coração e consumirão os sonhos de 50.000 pessoas em todo o mundo a cada ano. Assim que o choque do diagnóstico passar, três novas palavras irão dominar os pensamentos de cada doente: "Há uma cura?". Hoje, a resposta é não. Cada novo doente, após o diagnóstico, inconscientemente, passará por uma estrada cheia, tempestuosa e muitas vezes instável.

Lu Xun, um proeminente escritor chinês dos séculos XIX e XX, que refletiu sobre a mortalidade e humanidade, escreveu: "Não se pode dizer que a esperança existe, nem se pode dizer que não exista. É como uma estrada em todo planeta Terra. No início, não existiam estradas, mas, quando muitos homens passam na mesma direção, um caminho é feito." [1] Assim, podemos concluir que cada geração de doentes de Parkinson tem acrescentado a essa longa estrada. Alguns como espectadores, ocasionalmente estendendo-se para alcançar aqueles que passam na estrada do Parkinson. Outros, livres da doença, por várias razões irão optar por acompanhar os viajantes de Parkinson. Os "outros" irão fornecer a esperança, a luz e a ciência fundamental para alimentar qualquer chance de chegar ao fim da estrada.

Após ouvir milhares de doentes de Parkinson, estou profundamente inspirado. Suas ricas histórias e experiências fornecem toda a motivação necessária para prosseguir no caminho da cura. É por isso que as histórias que ainda estão por ser descobertas serão tão importantes quanto à história daqueles que já foram ouvidos. Este livro vai reunir e difundir o melhor e o mais crítico dessas histórias que estão ajudando a criar um caminho para uma vida mais feliz e mais significativa para o paciente da doença de Parkinson. Ao longo deste livro, vamos considerar os principais "ganhos" e "perdas" no tratamento sintomático da doença. Compreendendo a razão, a ciência e o empirismo que está por detrás de cada um, isso irá exaltar o conhecimento básico do doente, do cuidador e de sua família. Ligando os pontos e dissipando alguns dos mistérios da doença de Parkinson. Este livro irá revelar o caminho escondido para a esperança e felicidade.

A primeira vez que vi um paciente e sua família, fiquei saudoso por um entusiasmo ao estilo "Curious George" e dei um longo suspiro. Esse cenário me lembra vividamente de uma viagem que fiz no início da minha carreira para Nova Iorque e para a Michael J. Fox Foundation for Parkinson's Research. Eu fui um dos primeiros a receber uma bolsa de subvenção da Fox, e, quando me sentei para jantar, um homem de UCLA sussurrou para seu amigo à mesa: "Este é o Okun? Eu pensei que ele era muito mais velho." Frequentemente, eu ouço um esposo ou esposa proferir uma frase similar. Algumas pessoas podem achar que eu ficaria ofendido por essas palavras, no entanto, a verdade é que eu gosto de ouvi-las, para que marquem o início da minha jornada com o paciente e sua família. Elas marcam o que eu espero que se torne a faísca para acender a luz de esperança que ajudará a guiar para um destino que inclui uma vida mais feliz e mais significativa. Ao longo dos anos, eu tenho crescido com cada um dos meus pacientes, e sua jornada é a minha jornada.

Uma coisa que eu adquiri do meu pai foi a capacidade de sentir e apreciar momentos críticos da vida. Steve Jobs uma vez disse ao seu grupo de trabalho: "Todo mundo aqui tem que sentir que agora é um daqueles momentos em que estamos influenciando o futuro." Da mesma forma, eu aprecio isso; quando vejo um paciente pela primeira vez, é como se fosse minha entrevista de trabalho. Estou pedindo para ser o "guia" de uma viagem que vai ajudar na definição de muitas vidas. Eu serei responsável por detalhes íntimos e pela dinâmica familiar, e eu vou ser confiável como um confidente. Logo, todos dentro do consultório terão todas as minhas informações, meu telefone, meus e-mails, mensagens de voz, e meus endereços da web. Estou perfeitamente ciente de que as minhas palavras importam.

Lembro-me das palavras de Steinbeck quando começo qualquer viagem. "Uma viagem é como o casamento. A maneira certa de estar errado é pensar que você pode controlá-lo." [2] Não importa o quanto você planeje, o quanto você salve, o quão cuidadoso você seja, o quanto você mereça, você pode acabar no meu consultório com um diagnóstico de doença de Parkinson. Eu acredito que é possível alterar o curso natural de uma viagem e evitar as muitas armadilhas que podem rapidamente se transformar em um pesadelo no cuidado da saúde.

Constantemente, encontro-me fazendo uma questão filosófica sobre a incorporação de esperança centrada no cuidado do paciente. É possível oferecer otimismo realista, positivismo e esperança, tudo sem oferecer uma cura rápida? Acredito que seja possível. Acredito que tudo se resume ao desenvolvimento de seus valores fundamentais e crescimento de sua fé. Se você desenvolver sua força interior, você estará trabalhando com a semente que fará crescer a esperança. Mahatma Gandhi ensinou-nos que: "A fé não é algo para se entender, é um estado para crescer."[3]

No momento em que digo: "Você tem a doença de Parkinson", este é um momento crítico. Daí em diante irá se tornar a nossa missão evitar que essas duas palavras (doença de Parkinson) definam uma pessoa ou uma família. Devemos educar os pacientes que as pessoas são definidas por valores e não por doenças.

Eu tive o maravilhoso privilégio de viajar por todo o mundo e dar palestras para pacientes e familiares que foram tocados pela doença de Parkinson. Fiquei impressionado e emocionado pelas histórias contadas, a tragédia e pela coràgem daqueles que acordam todos os dias para enfrentar um novo desafio ou uma nova deficiência. Desde 2006, tenho a grande honra de responder a mais de 10.000 perguntas sobre a doença em um fórum chamado Pergunte ao Doutor, que faz parte da Fundação Nacional de Parkinson (NPF); este fórum é de livre acesso internacional. Quando recebi o convite para assumir o fórum e para assinar como o diretor médico da NPF nacional, eu não estava preparado para essa experiência e de como ela iria me transformar. Os pacientes e as famílias que conheci durante minha viagem moldaram meu conhecimento em relação às doenças neurológicas crônicas de uma forma profunda e espiritual.

A experiência mais humilde da minha vida foi o tempo que passei com os pacientes que sofrem de Parkinson e doenças neurológicas crônicas e com suas famílias. Eu uso a palavra 'humilde' porque, de tempos em tempos, ao vivo ou também no fórum da web, nós descobrimos questões simples e diretas que têm mudado a vida das pessoas. Para alguns doentes, isso significou andar de novo, para outros restaurar a sua voz e para muitos resultou na retirada de uma nuvem negra de ansiedade, depressão e desespero que obscureceu seus sonhos e lhes roubou a felicidade. Eu aprendi enquanto caminhava com cada um desses indivíduos corajosos. Juntos, eles me ensinaram que escutar é fundamental. Além disso, eles me ensinaram a nunca assumir que um paciente ou membro da família está ciente dos "segredos" que podem levar à esperança e para uma vida mais feliz. Nós devemos compartilhar esses segredos.

Embora a maioria dos problemas enfrentados pelos pacientes de Parkinson e pacientes com doença neurológica crônica possa parecer óbvia para muitos especialistas da área, convenci-me de que a maioria dos pacientes e famílias permanece sem saber de alguns segredos simples. Esses segredos, se revelados, podem mudar suas vidas. Esses segredos, se aceitos, podem oferecer esperança a milhões de pessoas em todo o mundo, uma vida melhor e uma existência mais significativa.

O objetivo deste livro é compartilhar com todos os que foram tocados pelo Parkinson e doenças neurológicas crônicas os 10 segredos para se ter esperança e uma vida mais feliz. Quando eu estava começando a escrever este livro, eu estava jantando com o comentarista de televisão Mort Kondracke. Ele passou os últimos 37 anos sendo um jornalista respeitado e um contribuidor-chave de importantes enlaces políticos, como o caso dos meninos de Beltway, o Relatório McLaughlin e nominal (Roll Call). A esposa de Mort foi cuidada por meus mentores e colegas do National Institute of Health (NIH) e da Universidade de Emory. Mort tornou-se um dos indivíduos mais ousados e importantes na organização, e um defensor por mais pesquisas e melhores cuidados na doença de Parkinson. Ironicamente, sua esposa Milly foi diagnosticada com uma doença neurológica crônica que se disfarçou como Parkinson, mas na verdade não era. Mort me convenceu de que compartilhando mesmo que pequenos segredos pode-se estender além da doença de Parkinson e que os segredos do cuidado devem ser trabalhados para alcançar a todos os que sofrem com distúrbios neurológicos crônicos. Eu tenho tentado o meu melhor para seguir o seu conselho.

Em cada capítulo deste livro, irei revelar um segredo importante e irei explicar a percepção, o raciocínio, o empirismo e a ciência que está por trás. Além disso, em cada capítulo, vou tentar revelar um pouco mais sobre mim e muito mais sobre os pacientes que me presentearam com seus segredos. Esses pacientes plantaram a semente da fé. Eles aprenderam a cultivar a esperança e descobriram os valores fundamentais necessários para alcançar a felicidade apesar da doença crônica.

Meu objetivo geral deste livro é simples: compartilhar os segredos e torná-los disponíveis para todos, em âmbito mundial, que foram tocados ou poderão ser tocados pela doença de Parkinson. Tenho a sorte em ter participado do treinamento de médicos e professores especializados na doença de Parkinson, e que agora trabalham em quase todos os continentes. Todos os dias, eles promovem um atendimento focado aos pacientes, e são eles que acendem a chama da esperança para esta geração e a próxima. Sem hesitar, cada um deles respondeu ao meu chamado para traduzir este livro em sua língua nativa e torná-lo disponível para tantas pessoas. Eles são meus heróis.

As estimativas de prevalência para a doença de Parkinson são surpreendentes. Os números sugerem uma necessidade urgente de acordar e lidar com a realidade do Parkinson e das doenças neurológicas crônicas antes que uma crise mundial ocorra. É assustador pensar que, nos países mais populosos do mundo, o número de doentes de Parkinson dobrará para quase 30 milhões em 2030[4]. Como o fator de risco mais importante para o desenvolvimento da doença de Parkinson foi identificado como a idade, se todos nós vivêssemos até os 100 anos, todos nós teríamos de encarar a doença como uma potencial realidade.

O objetivo deste livro é inspirar a fé, plantar a semente da esperança, ajudar os pacientes a descobrir seus valores fundamentais e usar os "segredos" para melhorar a vida. Cada paciente e cada membro da família tocado pela doença de Parkinson e/ou uma doença neurológica crônica pode encontrar e acender a esperança. Esperança leva à felicidade, e a felicidade vai levar a uma vida mais significativa.

* * *

Capítulo 1 Conheça os sinais

"Eu procuro um sinal. Para onde ir. Você nunca sabe quando você vai conseguir um. Mesmo os mais infiéis entre nós estão esperando para serem reprovados."
— Jillian Lauren, Pretty: A Novel

"Papai não está agindo certo." "Papai está tremendo." "Papai não está segurando seus pés." "O banco não vai aceitar a assinatura do papai." Estes são alguns dos refrões que normalmente pontuam o meu primeiro contato com uma família. Embora eu sinta falta de receber cartas manuscritas, a nova tecnologia tem facilitado que as famílias se comuniquem mais rápido e, o mais importante, criou a possibilidade de uma relação médico-paciente mais engajada e produtiva.

Eu ensino aos jovens médicos que estão em treinamento que eles têm uma ferramenta poderosa em suas mãos, que ajuda a melhorar a relação médico-paciente e médico-família, um smartphone. Respostas eletrônicas confiantes podem resolver situações tensas e definir o tom adequado para futuras interações. O primeiro contato e a primeira resposta podem ser fundamentais para alcançar uma relação médico-paciente centrada no paciente e com uma verdadeira empatia. Não há substituto para engendrar um sentimento de comprometimento e verdadeira empatia.

Uma rápida validação e uma ação decisiva são fundamentais quando se lida com pacientes e famílias que enfrentam duras doenças neurológicas. No momento em que pacientes ou familiares chegam ao médico, um ou mais destes fatores têm tomado conta: preocupação, frustração e ansiedade. No início, a melhor coisa que um médico pode fazer é ser altamente responsivo, agendar uma consulta de imediato, e reafirmar aos pacientes e familiares que há respostas para suas perguntas.

Na Universidade da Flórida, no Centro de Distúrbios do Movimento e Neurorrestauração, a nossa filosofia é a de que o serviço deve ser impecável e cada membro da equipe, incluindo as secretárias, pessoal da recepção e as enfermeiras, deve abraçar a ideia de ser um centro voltado para o paciente. Nós descobrimos que essa abordagem não só beneficia o paciente, mas nos transforma em médicos melhores e constrói uma equipe interdisciplinar melhor. Maya Angelou disse: "Eu aprendi que as pessoas vão esquecer o que você disse, as pessoas vão esquecer o que você fez, mas as pessoas nunca esquecerão como você as fez sentir."

O Primeiro Encontro
Várias horas, vários dias mais tarde, uma família de tamanho médio, focada e muito preocupada irá se apresentar para uma consulta. Muitas vezes eles chegam após um voo noturno ou uma longa viagem. Dolorosamente, eu me lembro de uma sensação semelhante e uma viagem parecida com o meu pai. Quase todos os minutos dessa viagem foram marcados de forma inegável em minha memória, o tempo todo cultivando uma forte empatia por essas pessoas que estão sofrendo.

Essas famílias e pacientes preocupados, sem dúvida, irão reproduzir em sua cabeça esta primeira consulta – estejam dormindo ou acordados. Em muitos casos, esta pode ser associada com um stress pós-traumático, assim como proporcionar sonhos vívidos. Nosso trabalho, como médicos, é convencer essas famílias de que elas estão no início de uma jornada e não no final. A esperança começou para muitos deles com uma única carta pedindo ajuda. A ideia de que ainda há esperança irá cultivar a chama que irá orientá-los em sua jornada.

Parte do acúmulo de ansiedade decorre de um diálogo interno entre as famílias. Eles geralmente consideram várias doenças cerebrais como as "candidatas" para o que está acontecendo de errado com o pai. A suspeita geralmente gira em torno de quatro condições principais: Alzheimer, Lou Gehrig, derrames/tumores cerebrais e Parkinson. Recentemente, perguntei a um grupo de famílias na clínica se elas sabem se há alguma diferença entre essas quatro doenças antes do diagnóstico da doença de Parkinson. A resposta delas foi não. Elas consideraram essas quatro doenças por serem igualmente ruins, e não apenas ruins, mas muito ruins. A palavra comum que elas usaram foi 'devastadora'.

A boa notícia é que essas quatro condições não são todas iguais, o que deveria ser uma fonte de grande esperança. A fim de diferenciá-las, é preciso "conhecer os sinais". Este é o primeiro segredo.

Desenvolvimento do Doutor-Mentor e Mentor-Educador
Um segredo importante na gestão da doença é aprender a não ser apenas um médico, mas um médico-mentor e mentor-educador [5]. Este é um conceito que aprendi com Tony Dungy, um treinador de futebol americano de sucesso, mas que tinha um sucesso maior ainda como mentor-educador. A palavra 'médico' deriva de uma palavra latina que significa ensinar, portanto, como médicos, devemos ganhar nosso sustento. Não devemos nos esquecer do nosso papel como "treinadores" para os nossos pacientes.

Descobri que existe um grande valor na revisão das diferenças entre diagnósticos, especialmente nos casos em que o diagnóstico da doença de Parkinson parece devastar um membro da família ou paciente. Muitas pessoas subestimam o valor de ensinar e muitas vezes esquecem que há oportunidades para esses "momentos". John F. Kennedy pediu à América: "Vamos pensar na educação como meio de desenvolvimento das nossas maiores capacidades, porque em cada um de nós há uma esperança única e um sonho que, se realizado, poderá ser traduzido em benefício para todos e uma força maior para a nação."

Parkinson não é Alzheimer
A maioria das pessoas no mundo acredita que a doença de Parkinson é uma forma de doença de Alzheimer, e esta é uma boa prova de que nós, na comunidade médica, não fizemos o suficiente para esclarecer esse equívoco, e eu acho isso um problema. Não importa se estou ensinando nos Estados Unidos, Buenos Aires, Londres, Istambul, Beijing, Tóquio ou em tantos outros locais, o equívoco de que a doença de Parkinson é tão ruim quanto à doença de Alzheimer existe em todo lugar.

Um olhar mais profundo pode fornecer alguma percepção sobre o equívoco. Ambas são doenças degenerativas do cérebro. Ambas resultam na morte celular cerebral. Ambas transformam a aparência das pessoas, incluindo expressões faciais. Ambas têm um impacto visível e importante na família e na sociedade. Ambas resultam na perda de bilhões de dólares em salários e nas despesas de saúde para todos os cidadãos pagadores de impostos. Finalmente, ambas as doenças têm o potencial de ofuscar memórias e transformar personalidades. Eu não posso contar quantas vezes eu ouvi de uma esposa: "Ele não é o mesmo homem com quem me casei." Dadas as semelhanças, é compreensível que as pessoas equiparem a doença de Parkinson com Alzheimer e até mesmo usem os mesmos adjetivos para descrevê-las: devastadoras, intratáveis e indignantes.

Portanto, descrever a percepção do público é fundamental para se certificar, como médicos-mentores e mentores-educadores, que as pessoas entendam que a doença de Parkinson não é Alzheimer. Ensinar as famílias a reconhecer e a identificar as diferenças irá capacitá-las e irá inspirar pensamentos de esperança.

É fundamental que as pessoas que sofrem, bem como as suas famílias, compreendam que Parkinson não é Alzheimer. Uma comparação direta entre as duas vai revelar contrastes evidentes e importantes na sintomatologia clínica no decorrer da doença. A análise do tecido cerebral tem desmascarado a compreensão das diferenças entre as doenças neurodegenerativas. O cérebro permite-nos claramente identificar que as três condições (Alzheimer, Lou Gehrig e acidente vascular cerebral/tumores cerebrais), normalmente confundidos com a doença de Parkinson, são entidades completamente diferentes.

A doença de Alzheimer é uma doença neurodegenerativa, de modo que as células morrem no cérebro. A condição pode levar a sintomas como perda de memória, confusão, alucinações, distúrbios de comportamento e dificuldade de raciocínio. Uma pequena porcentagem de pacientes com Alzheimer irá manifestar características semelhantes às encontradas na doença de Parkinson: rigidez, lentidão, tremor e problemas de marcha. Quando há qualquer sobreposição de sintomas, pode resultar em uma crise de identidade para os pacientes e também para as famílias. Nos raros casos em que os médicos têm problemas para diferenciar as duas entidades, um neurologista com especialização em distúrbios de movimento poderá distingui-las ou pedir um exame de imagem de alta potência, chamado Tomografia por Emissão de Pósitrons (PET), para a diferenciação definitiva.

Os sintomas motores mais comuns na doença de Parkinson incluem:

- Tremor (ausente em 20% dos casos);
- Rigidez;
- Lentidão (bradicinesia);
- Distúrbio de marcha e equilíbrio;
- Escrita diminuída (micrografia).

Os sintomas não motores mais comuns na doença de Parkinson incluem:

- Depressão, ansiedade, transtornos do humor;
- Apatia;
- Psicose (ilusões e alucinações);
- Distúrbios cognitivos (problemas para pensar);

- Disfunções autonômicas (hipotensão ortostática, sintomas gastrointestinais, constipação, sudorese, problemas urinários, disfunção sexual);
- Distúrbios do sono.

Com o passar dos anos, um dos meus pacientes favoritos teve a doença de Alzheimer. Jim, um homem alto e magro, professor universitário. Nós compartilhamos a paixão pela história, pela ciência política, pelas humanidades, e gostávamos de falar sobre livros que tínhamos lido. Conversávamos sobre o passado, e eu o ajudava a encontrar as palavras certas para terminar as frases, quando ele já não o conseguia mais fazer. Aos poucos, porém, Jim perdeu todas as suas memórias para as situações recentes, e às vezes ele se perdia tentando chegar a seus compromissos. Se eu saísse do quarto de Jim e imediatamente entrasse de volta, era como se fosse alguém brincando de ligar o botão de liga e desliga no computador. A interação prévia parecia apenas evaporar. Este é o cenário que se desenrola repetidamente ao longo de um único dia para mais de cinco milhões de famílias nos Estados Unidos, e minha experiência com Jim me deu uma visão importante sobre a frustração e angústia que assola as famílias lutando contra o Alzheimer. Cônjuges e as famílias têm décadas de memórias armazenadas e histórias compartilhadas, e, em um lance de que pode parecer sarcasmo cósmico, elas também estão perdidas. Elas são preenchidas com os sintomas da tensão dos cuidadores, que se fazem perguntas, como: "É este o pai?" ou "É este o homem com quem me casei?" Esse padrão estereotipado de perda de memória, dificuldade de encontrar palavras e desorientação, geralmente, não ocorre em pacientes com a doença de Parkinson e é uma diferença fundamental entre as duas doenças. Esta é uma distinção importante. Como médicos-mentores, precisamos ter certeza de que nossos pacientes e famílias compreendam a diferença essencial entre as duas doenças.

A doença de Alzheimer está associada com o acúmulo de uma proteína denominada Tau. Se você avaliar a proteína Tau no tecido cerebral, irá ver as placas e emaranhados que se formam e, assim, ajudar a distinguir e definir patologicamente a doença de Alzheimer.

A doença de Parkinson, em claro contraste, está associada com o acúmulo de uma proteína diferente, designada por cientistas e médicos como alfa-sinucleína. Em 1912, Frederick Lewy, um patologista, que nasceu em Berlim e que mais tarde trabalhou nos Estados Unidos, falhou após a descoberta de acumulações peculiares no cérebro. Essas acumulações têm sido referidas como depósitos de proteínas, e elas têm provado ser fortemente associadas com a doença de Parkinson. Os depósitos que Lewy observou têm sido amplamente ligados às questões subjacentes resultantes da própria doença. Os acúmulos de proteínas anormais foram nomeados em sua homenagem e agora são chamados de corpos de Lewy [6, 7].

Para mim, sempre foi estranho como os avanços na área da medicina chegam com uma grande descoberta e, em seguida, nomeiam uma doença terrível com o nome do "descobridor". Nomear tratamentos faz mais sentido para mim, portanto, se em algum momento alguém tentar ligar meu nome a uma doença ou a uma proteína que acarreta uma doença, eu acho que vou passar.

Contei a história de Frederick Lewy para salientar que nós temos a obrigação de ensinar aos pacientes e familiares sobre os fundamentos das doenças degenerativas e as diferenças entre elas.

Uma compreensão mais profunda e a familiaridade com essas questões vão ajudar a promover a esperança.

Outro nível de evidência de que Parkinson e Alzheimer são diferentes é que estas atingem diferentes regiões do cérebro. A maioria das pessoas pode ser ensinada a entender a importância de diferentes regiões do cérebro citando quais sintomas uma doença pode revelar. Após a morte de Albert Einstein, seu cérebro foi examinado de perto e dissecado em uma tentativa de apreciar as diferenças e ajudar a explicar o seu gênio subjacente. Foi amplamente reportado que áreas importantes para a memória espacial e para a matemática eram maiores do que o esperado, e isso pode ter sido responsável por pelo menos algumas de suas habilidades sobre-humanas. No cérebro de Einstein, as mudanças em regiões específicas renderam "características" ou aperfeiçoamentos [8]. Doenças, no entanto, normalmente desativam uma ou mais regiões do cérebro. O efeito paralisante é a principal razão pela qual um neurologista examina primeiro os movimentos oculares, características faciais, estado mental, força e reflexos e então procede para localizar um déficit específico de uma ou mais regiões do cérebro. Na doença de Alzheimer, a primeira região afetada é a região essencial para a memória, enquanto que, na doença de Parkinson, a região primária ou inicial encaminha para áreas importantes para o sono, olfato e funcionamento digestivo. Entendendo os sintomas (conhecendo os sinais) e sabendo que cada sintoma pode traçar para regiões específicas do cérebro vão ajudar pacientes e familiares a entender por que certas doenças exibem padrões específicos e resultam em sintomas específicos.

Com o desenvolver da doença de Parkinson, proteínas anormais se espalham desde regiões caudais do tronco cerebral para as mais superiores, ou para regiões que são referidas como regiões corticais. No processo de difusão, as proteínas rompem circuitos motores e não motores cerebrais e conduzem a manifestações importantes e visíveis.

Alguns cientistas, como o vencedor do Prêmio Nobel Stanley Prusiner, acreditam que a propagação do mal de Parkinson em todo o cérebro imita agentes infecciosos. Prusiner é famoso pela descoberta de proteínas no cérebro chamadas príons. Essas proteínas podem, em estados patológicos, levar a uma demência rapidamente progressiva, referida como doença da vaca louca ou doença de Creutzfeldt-Jakob (mais uma vez, ironicamente, nomeada com os nomes dos dois neurocientistas que originalmente a descreveram). Durante anos, ninguém acreditava no Stanley. Seus colegas, amigos e o National Intitute of Health viraram as costas para ele, e muitos riram de seus conhecimentos sobre a doença e sua propagação. Prusiner, no entanto, comprovou corretamente a existência das proteínas príon. Além disso, ele recentemente chamou a atenção para a noção de que as proteínas podem migrar e agir como infecções no cérebro. Essa possibilidade proporciona uma explicação intrigante de como as doenças propagam-se dentro do tecido cerebral [9].

Seria plausível que as proteínas do cérebro que causam a doença de Parkinson sejam realmente como uma manifestação do tipo infecção? Como se vê, muito antes de Prusiner começar a falar sobre sua teoria, muitos cientistas interessados nessa área do processamento de proteína já haviam considerado sustentar essa ideia. Curiosamente, vários desses cientistas descreveram uma reação única. Quando as células dopaminérgicas saudáveis foram transplantadas para cérebros humanos com a doença de Parkinson, elas se encontraram doentes com as proteínas do

Parkinson. Embora seja verdade que as proteínas ruins se espalham por todo o cérebro, não se acredita que a doença de Parkinson seja causada por uma infecção. A razão exata para o comportamento dessas proteínas ruins e também para sua função permanece um mistério.

Após os primeiros meses e anos de degeneração, os corpos de Lewy começam a infiltrar-se para áreas além das regiões cerebrais profundas e insidiosamente afetam áreas tanto motoras (tremores, rigidez, lentidão) quanto não motoras (depressão, ansiedade, apatia, disfunção sexual, pensamento, memória). Pacientes que sofrem de distúrbios neurológicos e suas famílias precisam entender o cérebro como um imóvel, não há nada mais importante do que a: "localização, localização, localização". A localização define os sintomas.

Em contraste com os pacientes que têm a doença de Parkinson, os pacientes de Alzheimer têm sintomas cognitivos e de memória com início precoce. Na doença de Parkinson, os sintomas cognitivos são mais leves e geralmente presentes após anos do início da doença. Os cientistas acreditam que a razão para a apresentação tardia na doença de Parkinson é que leva tempo para a degeneração espalhar-se a partir dos circuitos cerebrais profundos para as áreas "superiores" que estão envolvidas na cognição e no comportamento [10, 11, 12]. Esta citação de George Bernard Shaw, "tudo acontece com todo mundo, mais cedo ou mais tarde, se houver tempo suficiente", infelizmente captura como as mudanças na doença de Parkinson e Alzheimer ocorrem através do processo normal de envelhecimento.

Tratamentos sintomáticos atuais para a doença de Alzheimer incluem o uso de uma equipe multi/interdisciplinar, os inibidores da colinesterase (os quais estimulam uma substância química chamada acetilcolina, conhecida por melhorar a memória), memantina (um produto químico que estimula o glutamato e é importante para aprender e pensar), bem como treinamento comportamental e de educação para os pacientes e familiares afetados. As drogas disponíveis e as abordagens na doença de Alzheimer, na maioria dos casos, têm sido pouco benéficas, e os efeitos sobre a memória geralmente se perdem rapidamente.

Por outro lado, o tratamento de Parkinson é geralmente mais robusto. A substituição de um produto químico chamado dopamina pode resultar em um "despertar". Além disso, várias outras estratégias farmacológicas permitem que o paciente com Parkinson possa viver muitos anos significativos, antes mesmo que qualquer sintoma motor ou não motor seja revelado. Esses anos oferecem a esperança de obter uma chance de alcançar um significado na vida.

Diferenciando a Doença de Parkinson de ELA

Enquanto ELA (Esclerose Lateral Amiotrófica ou doença de Lou Gehrig) é frequentemente confundida com Parkinson, suas diferenças podem ser facilmente distinguidas quando os pacientes e as famílias têm as informações corretas. A doença de Lou Gehrig ocorre devido à perda de células nervosas em uma camada da medula espinhal chamada de corno anterior. Nessa doença, as células são perdidas, e elas não podem comunicar-se adequadamente com os músculos do corpo. Essa condição pode levar a espasmos musculares, perda de massa muscular e fraqueza. Músculos da garganta e do peito podem envolver-se e afetar a fala, deglutição e respiração. Cerca de 10% dos casos têm causa genética, e na maioria dos casos a doença tem curta duração desde o diagnóstico até a morte (2-5 anos).

Muitos norte-americanos acreditam que a progressão típica para a ELA é como a vista em Stephen Hawking, o famoso físico inglês. No entanto, na prática, os pacientes precisam estar cientes de que Hawking é uma exceção, e que a ELA, ao contrário de Parkinson, é uma doença de progressão rápida e notavelmente uma doença degenerativa diferente. ELA tem seus próprios depósitos de proteínas, e é por isso que eles são chamados de corpos de Lewy-simile [13].

Lou Gehrig era conhecido como "O Cavalo de Ferro" do beisebol até 1995, quando Cal Ripken Jr. quebrou seu recorde. Gehrig jogou em muitos jogos consecutivos (2.130) na história do beisebol. Sua força de vontade foi quebrada por sua doença, quando se afastou porque sentiu que o poder tinha saído de seus braços e pernas. Em 1939, durante o "Lou Gehrig Appreciation Day", proclamou em um famoso discurso que ele era o "homem mais sortudo da face da terra". Gehrig morreu em 1941. É importante para os pacientes entenderem que a doença de Parkinson é muito diferente da doença rapidamente progressiva com perda de massa muscular, que afastou o Cavalo de Ferro do beisebol.

Diferenciando a Doença de Parkinson de AVC ou Tumor Cerebral
Às vezes, na clínica, os pacientes com doença de Parkinson podem apresentar hipocondria e ansiedade. Por muitos anos, pensava-se que essas questões eram stress, mas agora sabemos que podem estar comumente associadas como parte do processo da doença degenerativa real. O medo de um acidente vascular cerebral ou tumor cerebral pode interferir com o cuidado e impactar negativamente os resultados do tratamento. Para um paciente muito ansioso e em raras ocasiões, eu posso pedir uma imagem do cérebro por segurança.

Felizmente, as diferenças entre doença de Parkinson e um acidente vascular cerebral (AVC) ou um tumor cerebral são relativamente fáceis de explicar. Um dos primeiros sintomas da doença de Parkinson pode ser um braço que não oscila ao caminhar. E não é incomum que esta seja a pista inicial que pede um telefonema, um e-mail ou uma consulta. Muitas vezes, esses pacientes tiveram uma ressonância magnética cerebral que não revelou nenhum derrame e/ou nenhum tumor, o que pode deixar seus médicos perplexos.

O ex-presidente da Universidade de Princeton e o 28º presidente dos Estados Unidos entraram em colapso em 1919, após uma luta amarga sobre a adesão à Liga das Nações, com Henry Cabot Lodge. Woodrow Wilson ganhou o Prêmio Nobel da Paz. Em 1919, Wilson estava em processo de reformulação dos impérios pós-Primeira Guerra Mundial em coligações pacíficas. No entanto, 1919 não foi um ano bom para ele. Este seria o ano em que ele desapareceria de grande parte dos olhos do público, devido aos efeitos devastadores de um acidente vascular cerebral, que resultou em fraqueza do lado direito, cegueira parcial e pensar desigual. Sua deficiência foi escondida do público por cinco anos e, embora ele tenha parcialmente se recuperado, muito do que havia sido perdido nunca foi recuperado [14].

AVCs ocorrem devido à morte de tecido cerebral quando não alimentado com oxigênio. A maior e mais importante diferença a ser apreciada entre um acidente vascular cerebral e doença de Parkinson é que um acidente vascular cerebral geralmente não é progressivo, ou seja, os déficits não pioraram. AVCs normalmente afetam uma região específica do cérebro. Finalmente, ao contrário dos acidentes vasculares cerebrais, a doença de Parkinson não leva à fraqueza ou ao que tem sido referido como hemiplegia.

Da mesma forma que um tumor cerebral ataca uma região específica, mas ao contrário de um acidente vascular cerebral, a deficiência geralmente evolui e cresce ao longo da progressão da doença. A evolução pode ser comparável à doença de Parkinson, mas existem muitas diferenças evidentes entre os tumores cerebrais e a doença de Parkinson.

Os tumores cerebrais são agrupamentos de células anormais, que continuam a dividir-se e expandir-se até formarem uma massa dentro do cérebro. Essas massas podem estar acompanhadas de inchaço cerebral, que podem pressionar ou interromper a função normal do cérebro. Em termos simples, as regiões do cérebro afetadas por um tumor cerebral geralmente predizem os sintomas encontrados. Um bom neurologista deve ser capaz de determinar as regiões afetadas com base na história clínica e familiar e depois de fazer um exame completo de cabeceira.

Tumores Cerebrais
Em 1937, o presidente Franklin Roosevelt ordenou que sua equipe determinasse imediatamente a localização do neurocirurgião mais famoso do mundo, Harvey Cushing. Era uma emergência nacional. O ícone americano e herói musical George Gershwin estava deitado em uma cama de hospital da Califórnia com edema cerebral grave, e Roosevelt foi informado de que Gershwin poderia morrer em breve. Quando a equipe encontrou o mundialmente famoso neurocirurgião Harvey Cushing, que estava aposentado, ele recomendou Walter Dandy, que estava de férias em um iate na baía de Chesapeake. Não sendo possível ligar para Dandy, a Guarda Costeira alertou-o em seu barco, no entanto já era tarde demais para Gershwin. Dr. Eugene Ziskind, no hospital Cedars Lebanon, em Los Angeles, realizou uma cirurgia de emergência, mas Gershwin não sobreviveu.

Gershwin tinha, em relação ao ano anterior, vindo a desenvolver dores de cabeça e queixava-se de sentir "cheiro de lixo." Não inesperadamente, com esses sintomas, ele acabou em um hospital psiquiátrico. Sua apatia e seu comportamento confundiram os médicos e levou ao atraso de seu diagnóstico. O problema que Gershwin estava enfrentando era um tumor incontrolavelmente em crescimento, e o tumor estava pressionando o centro da olfação no cérebro, bem como causava convulsões, levando a comportamentos peculiares. O inchaço acabaria por levá-lo à fraqueza, a ter pupilas irregulares e à morte [15, 16].

É importante que os pacientes com doença de Parkinson estejam cientes de histórias como a de Gershwin e apreciem que o padrão dos sintomas e a rapidez da evolução da doença, embora progressiva, não são consistentes com a doença de Parkinson. Esses famosos sofredores, incluindo Lou Gehrig com ELA e o presidente Woodrow Wilson com o acidente vascular cerebral, ajudam a ilustrar as diferenças entre essas doenças e a de Parkinson.

Os tumores cerebrais na verdade têm nos ajudado a entender melhor a doença de Parkinson. Em 1893, Paul Blocq e Georges Marinesco descreveram um caso de um tumor, na região do cérebro que abriga a dopamina, também chamado de substância nigra. Os dois médicos descreveram um paciente que tinha tremor e parecia estar afetado com a doença de Parkinson. O tumor estava pressionando sobre uma região vital do cérebro e, eventualmente, resultou em sintomas parkinsonianos, mas não era realmente a doença de Parkinson [17].

Esses tumores são muito raros. Quando ocorrem, os sintomas são apenas de um lado do corpo e os pacientes desenvolvem quase sempre verdadeira fraqueza ou paralisia. Fraqueza e paralisia não são sintomas da doença de Parkinson. Parkinson é realmente uma degeneração lenta dos circuitos motores e não motores que envolve ambos os lados do cérebro. Além disso, ela abrange numerosas regiões e circuitos cerebrais.

A História da Doença de Parkinson
Doença de Parkinson, erroneamente denominada paralisia agitante, foi descrita anteriormente no sistema indiano de medicina Ayurveda (chamado Kampavata) e também por Galeno (175 d.C.), que se refere a ela como "a paralisia que treme". Talvez a referência mais famosa possa ser encontrada escondida em uma obra de Shakespeare, que escreveu em Henrique VI: "Por que tu tremes, homem?"

O personagem da história respondeu declarando que era "a paralisia e não o medo que provoca em mim". O uso do termo 'doença de Parkinson' foi largamente creditado ao influente o neurologista francês do século XIX, Jean-Martin Charcot, embora deva ser notado que muitas pessoas antes do próprio Parkinson descreveram a doença. James Parkinson (1755-1824), um londrino e filho de um farmacêutico, é creditado com o hipônimo pela sua tese sobre a paralisia agitante em 1817. Suas descrições incluíram seis casos, dos quais apenas três foram realmente examinados (dois foram encontrados na rua e um simplesmente observado). Um dos pontos mais curiosos e inspirador sobre James Parkinson é que ele não era um neurologista, mas um perspicaz e observador médico de família [18].

Doença de Parkinson: o Básico
Há muitos sintomas e sinais potenciais que podem anunciar as primeiras características que suportam o diagnóstico da doença de Parkinson. Estima-se que uma pessoa tenha de perder cerca de 60% (ou mais) das células produtoras de dopamina no cérebro (referidas como a substância nigra) antes de mudanças visíveis serem detectadas. Essa perda celular sempre ocorre antes dos sintomas. O limiar de perda celular, que deve ocorrer antes do aparecimento dos sintomas, pode ser comparado a aqueles que experimentam insuficiência renal. Quando um rim começa a falhar, cerca de 75% ou mais das suas células estão perdidas, e essas células são irrecuperáveis. Frustrantemente, para pacientes com insuficiência renal, os testes laboratoriais de rotina quase nunca são anormais. Assim como na doença de Parkinson, existe um limite de células que devem ser perdidas para que os sintomas se manifestem.

Esse fenômeno fez com que cientistas focassem a atenção para a procura de testes pré-sintomáticos de triagem, que foram desenvolvidos para detectar a doença de Parkinson antes da perda de um grande número de células neuronais. Pesquisas pré-sintomáticas focaram-se em áreas como testes do olfato, constipação, rastreio cognitivo, distúrbios do sono (agindo fora seus sonhos), de imagem e também marcadores sanguíneos. Atualmente, não existe um biomarcador confiável para a doença de Parkinson, com a exceção de um pequeno número de famílias que transportam mutações genéticas conhecidas. Se os cientistas conseguissem desenvolver tratamentos para retardar a progressão dos sintomas, então a identificação precoce através de biomarcadores será uma parte fundamental do tratamento precoce.

Por vezes, os sinais da doença de Parkinson são óbvios, como um tremor de repouso proeminente. No entanto, em muitos casos, os sintomas são sutis, e um médico de cabeceira pode não associá-los imediatamente com a doença de Parkinson (por exemplo, uma escrita anormal, chamada micrografia, dor no ombro, ou uma diminuição no balanço do braço). Os mais fáceis de detectar são considerados os sintomas "motores" comuns (tremores, rigidez, lentidão), e estes geralmente ocorrem mais proeminentemente em um lado do corpo. O motivo por que a doença de Parkinson é pior em um lado do corpo em oposição à outra parte do corpo (sintomas assimétricos) continua a ser um dos maiores mistérios da doença [19]. Costumo brincar com os alunos que se eles descobrirem por que a doença de Parkinson se apresenta como uma entidade assimétrica, então podem reservar o seu voo para Estocolmo, na Suécia, e começar a escrever o seu endereço para o Prêmio Nobel.

O Despertar da Medicação
Antes da terapia com medicamentos, os pacientes com doença de Parkinson eram colocados em asilos porque se tornavam rígidos e congelados. Se todos os pacientes com doença de Parkinson fossem institucionalizados hoje, o sistema de saúde iria quebrar, porque há entre 1 e 1,5 milhão de doentes nos Estados Unidos.

Os pacientes institucionalizados foram convidados a dobrar toalhas e empurrar carrinhos para os médicos, enquanto eles faziam as suas visitas medicas diárias. Ironicamente, a história iria provar que o exercício é útil como uma abordagem de tratamento. Essa perspectiva surgiria décadas mais tarde, como um "segredo" importante para uma vida mais feliz com a doença.

O advento de reposição de dopamina (levodopaterapia) foi uma virada de jogo. Como ilustrado no filme "Tempo de Despertar", em 1990, os pacientes acordavam e transformavam-se de estátuas sem vida em completos seres humanos funcionais. Ao longo dos anos, grandes experiências foram rapidamente acumuladas em como lidar com a doença de Parkinson farmacologicamente, comportamentalmente e, acredite ou não, cirurgicamente. Há mais de uma dúzia de drogas, várias intervenções comportamentais e várias cirurgias difíceis de compreender, mas revolucionárias. Em muitos aspectos, as opções de tratamento viáveis para a doença de Parkinson têm ido à frente de muitas outras doenças neurológicas.

O Momento Mágico e a Doença de Parkinson
Para o paciente e a família que esperaram ir ao médico e receber uma "propedêutica de milhões de dólares", incluindo exames de sangue e de imagem, para então finalmente obter um diagnóstico, a decepção será inevitável. Não existe um teste de sangue confiável para o diagnóstico da doença de Parkinson, e um simples teste de imagem cerebral irá revelar um resultado agradável e normal. A melhor maneira de chegar a um diagnóstico na doença de Parkinson é ser submetido a um exame neurológico por um neurologista experiente e bem treinado [19 qa]. Seu momento mágico, depois do diagnóstico da doença de Parkinson deve ser uma confiança bem colocada de que a sua viagem não acabou e que haverá anos produtivos pela frente.

O primeiro segredo para uma vida mais feliz com a doença de Parkinson é simples. O reconhecimento e a apreciação do que é a doença de Parkinson formam a base fundamental para a sua viagem. Os médicos devem ser, como diz Tony Dungy, mentores-líderes e ensinar a seus pacientes a mais profunda apreciação necessária para progredir para uma vida normal ou quase normal por muitos anos.

Segredo nº 1: Conheça os sinais.

* * *

"A coisa certa no momento errado é a coisa errada."

— Joshua Harris

Se você está indo para ver um filme, correndo para pegar um voo, ou foi instruído a tomar um antibiótico para uma infecção potencialmente fatal, o tempo é importante. O tempo, no entanto, não é apenas importante na doença de Parkinson, é fundamental.

Ann Graybiel, no Instituto de Tecnologia de Massachusetts (MIT), descobriu recentemente que as células cerebrais desenvolvem-se em um mecanismo de tempo [20]. Ann tem estado em nosso grupo de pesquisa na Fundação Nacional de Parkinson por muitos anos, e ela tem sido uma grande defensora da ideia de que, se podemos compreender melhor como e por que as células do cérebro mantêm o tempo, podemos desenvolver melhores abordagens para a reabilitação e tratamento.

O nosso centro na Flórida tem cuidado de CEOs de grandes empresas, celebridades e políticos. No entanto, a maioria dos nossos pacientes são pessoas comuns. Pacientes com doença de Parkinson, em média, são caracterizados por serem bem informados. Eles vão acompanhar as últimas notícias sobre medicações e outras formas de tratamento, como se fossem o resultado da megassena. O "The Wall Street Journal" com frequência dá a notícia de importantes desenvolvimentos terapêuticos, às vezes até mesmo antes das grandes revistas médicas. Uma ênfase maior tem sido a de encontrar a cura. Essa ênfase pode estar mal posicionada. Um dos segredos para acender a esperança e alcançar a felicidade é não esperar para ser curado puxando uma alavanca mágica. A verdadeira magia está em como e quando puxar a alavanca e o que esperamos que dela derive.

Fiquei impressionado que não há doença como a de Parkinson. Oliver Sacks escreveu sobre isso e Robin Williams estrelou um filme sobre pacientes que desenvolveram a doença de Parkinson, como resultado de uma famosa epidemia de gripe [21]. Esses pacientes foram viver trancados em asilos até que eles recebiam uma pílula que continha uma substância química chamada dopamina. Os pacientes acordavam e voltavam à vida. Eles caminhavam, conversavam, riam e choravam. Eles eram visitados por membros da família e tornaram-se uma geração perdida.

Toda vez que eu atendo um paciente novo com a doença de Parkinson, peço-lhe para estar sem o uso de seus medicamentos dopaminérgicos. Eu, então, o examino cuidadosamente e volto a administrar dopamina, em um esforço para reproduzir um despertar. Joe Friedman, um neurologista de destaque de Providence, Rhode Island, ensinou-me há muitos anos a avaliar o bocejo. Um simples bocejo é seguido pelo despertar. Embora já tenha visto isso milhares de vezes, ainda estou com uma sensação de temor, e eu sou lembrado por isso, pois gosto de cuidar desses pacientes. O desafio que lanço a cada estudante de medicina é nomear uma doença em que uma pílula pode transformar completamente uma pessoa de neurologicamente desativado ao estado normal, muitas vezes em poucos minutos. Até o momento, nenhum estudante ganhou esse desafio.

O Viciado Congelado

Em 1982, George Carillo entrou em uma sala de emergência da Califórnia com o que parecia ser um início abrupto da doença de Parkinson. Os médicos da emergência ficaram confusos. A doença de Parkinson é uma doença crônica e de progressão lenta. Como era possível se apenas algumas horas atrás George estava completamente normal? Após uma dose de levodopa ou reposição de dopamina, ele acordou. No entanto, a história de George estava apenas começando a se desenrolar. Cada vez mais, pacientes "subitamente congelados" apareciam em salas de emergência com um conjunto de sintomas idênticos e tudo melhorava com a pílula de dopamina.

Bill Langston, agora diretor do Instituto de Parkinson em Sunnyvale, Califórnia, chegou a uma descoberta surpreendente. Após um árduo trabalho investigativo, Bill descobriu a peça fundamental do quebra-cabeça. Todos os pacientes receberam lotes de um medicamento chamado MPP+. Infelizmente, o químico que inventou os lotes cometeu um pequeno, mas importante, erro e o resultado foi que ele acabou fabricando MPTP. MPTP é um produto químico que é tóxico para as pequenas células dopaminérgicas no tronco cerebral. Essas células são chamadas de substantia nigra, em latim, o que significa substância negra. MPTP é agora conhecida em todo o mundo por causar sintomas de Parkinson, e os déficits induzidos por MPTP podem ser tratados pela administração de levodopa [22].

Você pode estar pensando que esse erro do MPTP foi infeliz e inaceitável. No entanto, o que você diria se eu lhe dissesse que esse único erro trágico ajudou os pesquisadores da doença de Parkinson mais do que qualquer outra descoberta desde o advento da terapia de reposição de dopamina em si? O viciado congelado levou Bill Langston a desenvolver MPTP como um modelo de toxina. Esse modelo foi utilizado para replicar modelos animais com a doença de Parkinson. O modelo é um dos melhores e mais consistentes possível. Pesquisadores de todo o mundo têm usado o modelo de Langston para desvendar muitos dos segredos da doença de Parkinson. Os originais casos das salas de emergência da Califórnia tornaram-se notoriamente conhecidos como os "viciados congelados".

A Importância do Timing

O que Oliver Sacks não sabia era que, quando ele dava dopamina aos seus pacientes e induzia-os ao despertar, essa estratégia em longo prazo não seria suficiente. Um dos segredos mais importantes sobre a doença de Parkinson é a de que o tempo das doses das medicações em muitos casos é mais importante do que a dose em si [19]. O momento de quando as doses são tomadas também muda conforme a doença progride, e é por isso que os doentes de Parkinson mais bem-sucedidos terão uma relação muito próxima com seus médicos. Um médico experiente ou profissional de saúde pode ajustar regimes de medicação e melhorar significativamente a qualidade de vida.

Enquanto a doença de Parkinson progride, 80% das pessoas desenvolverão um tremor de repouso, e todos os doentes vão experimentar rigidez, lentidão e problemas de marcha. Após cinco anos, a maioria dos pacientes terá desenvolvido flutuações motoras relacionadas à medicação. Em outras palavras, a medicação dopaminérgica poderá perder o efeito antes da dose seguinte, ou, alternativamente, pode haver um atraso em alcançar um nível sanguíneo terapêutico de dopamina. Muitos pacientes vão desenvolver movimentos involuntários (como uma dança), conhecidos como discinesia, e alguns vão subitamente e inexplicavelmente congelar ao caminhar, especialmente quando atravessam portas ou pequenos espaços. A maioria dos médicos concentra-se na dose da medicação, e muitos médicos acompanham o exame do reflexo motor para aumentar a dose, independentemente dos sintomas. Sua racionalização para o aumento da dose pode ser compreensível, considerando que na maioria das doenças, quando a medicação não faz mais efeito, a dose é aumentada. Exemplos são comuns na prática médica todos os dias: um paciente com epilepsia apresentando ataques repetitivos ou um paciente hipertenso com pressão arterial elevada. Na doença de Parkinson, uma alteração no reflexo motor causada pela medicação pode levar o paciente para a sala de emergência ou mesmo à admissão no hospital por movimentos incontroláveis ou alucinações. Com toda a justiça aos médicos gerais em todo o mundo, devemos esclarecer que, por vezes, a melhor mudança é um aumento da dose da medicação. O ponto importante que gostaria de enfatizar é que o tempo na doença de Parkinson é fundamental, especialmente enquanto a doença progride.

O que Oliver Sacks descobriu mais tarde, com seu grupo original de pacientes, foi que o aumento da dose foi uma solução de curto prazo e em longo prazo iria resultar em muitos efeitos colaterais [21]. Ele aprendeu da maneira mais difícil que a doença de Parkinson e as síndromes parkinsonianas são complexas e que o momento da medicação e também os intervalos da medicação devem ser ajustados e adaptados para cada paciente. Ele também aprendeu que a gestão do paciente com a doença de Parkinson é um esforço de longo prazo. Essas lições no uso precoce da terapia de reposição de dopamina são frequentemente perdidas em modernas práticas médicas, mas elas ainda são tão verdadeiras como eram há 40 anos.

É fundamental um paciente lembrar o que eu considero ser uma regra fundamental da gestão da doença de Parkinson. Se a sua doença está mudando e as dosagens de medicamentos e seus intervalos de dosagem não estão mudando para acomodar seus sintomas, você não está medicamente otimizado.

Argumentos para o Tempo de Medicação Adequado
Há outros exemplos em que o tempo é importante na doença de Parkinson. Um exemplo é o mistério do porquê uma perna "congela" e desafia completamente o comando para mover. O cérebro diz para ir, mas a perna não responde. Se o episódio de congelamento coincide com o movimento de girar ou mover-se em uma direção diferente, uma queda vai ocorrer [19].

Os "truques" que muitos pacientes utilizam para quebrar o congelamento são criativos, fascinantes e também relevantes para a noção de que Parkinson é uma "doença de tempo". Contar em voz alta, marchar no lugar, passar por cima de uma bengala em forma de Y invertido ou mesmo usar um ponteiro de laser têm sido utilizados para desbloquear esses episódios misteriosos de congelamento.

Nós tratamos um piloto de carro de corrida com a doença de Parkinson. Curiosamente, ele não tem problemas para andar com seu carro, no entanto ele congela em multidões e no aeroporto. Ele desenvolveu um simples truque visual que usou para quebrar seus episódios de congelamento. Ele comprou um ponteiro de laser da Office Depot, e ele o projeta para o chão em sua frente. Quando ele se lembra de pisar no ponto vermelho, o congelamento desaparece. Mais tarde, uma empresa desenvolveu um andador de Parkinson com um ponteiro laser na ponta. Eu, como a maioria dos médicos praticantes, não tenho alma para negócios.

Colum McKinnon na Universidade de Northwestern tem pesquisado por que os pacientes com doença de Parkinson congelam. Ele desenvolveu várias técnicas para tratar esse fenômeno e também outros problemas incapacitantes enfrentados pelos doentes de Parkinson. Ele e seus colegas descobriram recentemente que os pacientes surpreendidos com ruídos altos podem quebrar o congelamento e também melhorar os movimentos. McKinnon também observou em uma série de importantes experiências que o tempo, como Ann Graybiel argumentou, era o elemento crítico para melhorar os movimentos. Ele e sua equipe estão trabalhando em maneiras de enviar sinais para o cérebro, para reabilitar e melhorar a vida de pacientes com doença de Parkinson [23, 24].

O segundo segredo para ajudar doentes de Parkinson a encontrarem esperança e uma vida mais feliz é o "tempo". Tempo será um elemento importante para o sucesso ou para o fracasso de qualquer intervenção ou tratamento da doença.

Segredo n° 2: O tempo é importante na vida, mas é fundamental na doença de Parkinson.

* * *

Capítulo 3 Pergunte ao seu Médico se Transformando seu Cérebro em Elétrico ajudaria a Doença de Parkinson

"É um fato – ou eu o sonhei – que, por meio da eletricidade, o mundo da matéria tornou-se um grande nervo, vibrando a milhares de quilômetros em um ponto sem fôlego de tempo?"
— Nathaniel Hawthorne

Alim Benabid, um médico talentoso, não era conhecido fora de seu campo de especialização. Ele era um professor de neurocirurgia na Universidade Joseph Fourier, em Grenoble, França, de 1978 a 2007. Suas funções rotineiras incluíam o tratamento de pessoas debilitadas pelos sintomas da doença de Parkinson, fazendo pequenas lesões em regiões profundas dentro de seus cérebros. Um dia Benabid teve um "e se", momento que mudaria para sempre o tratamento da doença de Parkinson. Mais importante ainda, seria radical e impactaria positivamente a vida de muitos doentes.

Na mesa da sala de operação, havia um homem idoso que sofria de dores e tremores. Benabid utilizou a técnica do mapeamento intraoperatória, e como uma rotina realizou um mapa detalhado da fisiologia cerebral. Benabid iria obsessivamente checar e rechecar o seu mapa para confirmar a localização do "lugar correto". Ele estava consciente de suas milhares de horas de experiência intraoperatória e que o lugar correto era a localização exata dentro do cérebro que se tocado resultaria em alívio dos sintomas de Parkinson. Ele também sabia que, se perdesse o lugar, não haveria alívio e, em alguns casos, poderia precipitar graves efeitos colaterais.

Benabid passou um eletrodo alguns centímetros abaixo da superfície cerebral. Inicialmente, os resultados foram como esperados, o tremor se agravou quando ele estimulou através do eletrodo com uma série de impulsos muito lentos. Em contraste, o tremor melhorou quando a estimulação ocorreu com impulsos mais rápidos. O que aconteceu em seguida foi o avanço real. Em vez de fazer uma lesão no cérebro, Benabid decidiu mudar o curso. Seria difícil não exagerar a importância desse momento por causa das dezenas de milhares de pacientes com tremores ou com a doença de Parkinson, cujas vidas seriam transformadas para sempre por essa decisão. Em vez de aquecer a ponta do eletrodo e realizar uma pequena lesão no interior do cérebro, substituiu-a e colocou o que hoje viria a ser conhecido como o eletrodo da DBS (Deep Brain Stimulation – estimulação cerebral profunda) [25, 26, 27].

Previamente à utilização dos eletrodos implantados por Benabid para tratar os sintomas da doença de Parkinson, o tratamento convencional era realizar uma lesão cerebral para "quebrar a interrupção" de um circuito cerebral errôneo que estava travado em um estado de oscilação anormal.

Uma das observações surpreendentes sobre o cérebro humano é que as suas funções normais parecem ser ditadas por oscilações rítmicas que se repetem continuamente diversas vezes, muito parecido com uma canção popular nas rádios. As oscilações mudam e se modulam para controlar vários estados comportamentais dos humanos. Se uma oscilação "vai mal", pode resultar em um tremor incapacitante ou, alternativamente, em muitos dos outros sintomas da doença de Parkinson.

Naquele dia, na sala de operações, Alim Benabid decidiu retirar o eletrodo de lesão que ele tinha usado previamente centenas de vezes e o substituiu com um eletrodo contendo quatro contatos de metal na ponta. Esse eletrodo, mais tarde referido como eletrodo da estimulação cerebral profunda, foi conectado a uma bateria externa. Benabid e seus colegas neurologistas puderam programar o sistema usando uma antiga caixa com diversos pequenos botões e arcaicos interruptores. Tão simples como o sistema parece, acabou por ser muito poderoso, permitindo que Benabid o utilizasse com mais de 12.000 combinações individualizadas. Ao contrário do tratamento da lesão, essa nova abordagem realizada por Benabid e sua equipe criou uma solução sob medida ou personalizada para muitos dos sintomas incapacitantes da doença de Parkinson e dos tremores [25, 26, 27].

Houve outro benefício de longo prazo para o procedimento realizado por Benabid. Pacientes que estavam na espera para realizar a terapia de célula-tronco, a terapia gênica ou mesmo a cura permaneceriam elegíveis para operações futuras, uma vez que a DBS é uma cirurgia completamente reversível. Todo o sistema pode ser retirado em uma pequena operação de alguns minutos. Devido aos robustos e inegáveis benefícios dessa operação, será raro ao longo das próximas duas décadas ouvir que um paciente queira solicitar a remoção de seu dispositivo de DBS.

Estimulação Cerebral Profunda: a Tecnologia se Expande para Além da Visão Original
Como a tecnologia tem avançado, o termo 'estimulação cerebral profunda' acabou sendo menos preciso. A ideia de estimulação elétrica tem levado ao desenvolvimento de um amplo campo, por vezes referido como "neuromodulação". A razão pela qual o termo 'DBS' (estimulação cerebral profunda) é impreciso é porque nem sempre a DBS é profunda, nem sempre é aplicada no cérebro e nem sempre resulta em uma estimulação.

DBS não se limita ao cérebro, uma vez que agora é possível ser usada para excitar e inibir os nervos, seu revestimento, e até mesmo a medula espinhal. A maioria das pessoas pensa automaticamente que o mecanismo de ação para a DBS é a estimulação, especialmente por conta de seu nome. No entanto, acaba por ser uma história muito mais complexa e interessante. Muitos debates e muitas pesquisas têm sido gerados sobre os potenciais mecanismos subjacentes a essa tecnologia. Uma vez que os efeitos sobre os seres humanos são tão dramáticos, é fundamental compreender e desvendar como essa terapia realmente funciona. Desvendar os segredos da DBS provavelmente irá orientar o desenvolvimento de outras terapias medicamentosas, da terapia gênica e/ou de outras intervenções.

O primeiro debate importante sobre DBS ocorreu entre dois grupos de pesquisa que são muito distantes. O grupo francês que descobriu a DBS argumentou que o mecanismo de ação foi o bloqueio ou a paralisação da atividade elétrica do cérebro. O argumento que foi proposto era de que a DBS agia de maneira inibitória para células e suas conexões. Outros grupos de destaque em todo o mundo, incluindo Warren Grill na Case Western Reserve University e Cameron McIntyre na Cleveland Clinic, responderam a essas teorias iniciais, construindo modelos laboratoriais baseados em explicar como a corrente elétrica realmente interagia com os neurônios (células do cérebro) e com as bilhões de interconexões, que são referidas como sinapses [28, 29, 30, 31, 32, 33]. Para o espanto de quase todos, foi descoberto que a DBS inibe os neurônios e excita os axônios, que são as prolongações que se estendem para fora de cada célula do cérebro. Essa maravilhosa revelação significou que o mecanismo de ação para a DBS não era nem estimulação nem excitação. Não era apenas paralisação de um circuito cerebral. A DBS foi realmente afetando uma ampla rede de estruturas neuronais. Essa área que recebe eletricidade, embora medindo apenas três milímetros de diâmetro, provou surtir efeitos dramáticos sobre todo o corpo e cérebro [34].

As primeiras teorias de como a DBS funciona foram focadas nas células cerebrais (neurônios) e ignoraram as células de suporte conhecidas como glia e astrócitos. Essas células de suporte fornecem infraestruturas fundamentais para facilitar a todo o cérebro funções importantes. Como um exemplo de quão fundamentais essas células de suporte podem ser, cada astrócito conecta-se com até dois milhões de sinapses, que é o termo utilizado para descrever as interligações do cérebro. As sinapses facilitam a comunicação e a transferência direta de informação. Se esquecêssemos dessas células de suporte, seria como se tentássemos ganhar um jogo de futebol com apenas 3 jogadores em seu time. A eletricidade pode atuar diretamente sobre os neurônios, astrócitos e sinapses, que por sua vez podem transmitir uma descarga de cálcio e, subsequentemente, de outros neurotransmissores cerebrais importantes, tais como a adenosina e o glutamato. Os produtos químicos que são "despejados" em resposta à modulação elétrica são chamados de neurotransmissores. A liberação desses neurotransmissores surge como um elemento importante para facilitar o mecanismo de ação da DBS. É incrível pensar que a DBS age tanto quimicamente quanto eletricamente [34, 35, 36].

Uma vez que a DBS funciona de diversas maneiras (eletricamente, quimicamente, de excitação e/ou inibição) acreditamos que os conjuntos de corrente elétrica formam uma sinfonia complexa de transferência de informações entre os vários elementos coordenados cerebrais e regiões. Essa transferência de informação complexa, em última análise, conduz a uma melhoria nos sintomas na doença de Parkinson. Uma vez que muitas regiões estão envolvidas nessa resposta coordenada, nós nos referimos a isso como uma rede neural [34, 37]. Phil Starr, neurocirurgião da Universidade da Califórnia, San Francisco, mostrou que existe uma relação complexa entre as células estimuladas profundamente no cérebro e no córtex cerebral. Quando o dispositivo de DBS é ligado, as células de ambas as regiões se tornam coerentes e vibram em uma nova sincronia.

A DBS também estimula a neurogênese, ou a formação de novas células cerebrais. Estimulando o crescimento de novas células cerebrais, surge a esperança de que essa tecnologia possa criar melhores tratamentos para doenças neurodegenerativas, tais como a doença de Parkinson, doença de Alzheimer e a Paralisia Supranuclear Progressiva. Dennis Steindler e seus colegas da Universidade da Flórida mostraram, recentemente, que existem células-tronco neurais no cérebro de pacientes com Parkinson, e que estas podem até mesmo crescer fora do lugar, como coladas em um eletrodo de DBS removido devido a uma fratura do sistema [38, 39]. As células parecem ser atraídas e se fixam no eletrodo de DBS.

Para alguns de vocês, a DBS pode parecer algo saído de um filme de ficção científica, mas com todos os avanços médicos e tecnológicos que foram realizados recentemente, o que pode parecer futurista se tornou nossa nova realidade. Isso significa que os médicos e os pacientes têm disponíveis mais opções de tratamento, e, para alguns que sofrem com tremores e outros sintomas da doença de Parkinson, essas alternativas podem mudar sua vida. Novas descobertas como a DBS que levam a uma melhoria nas características da doença têm o potencial para desvendar mais do mistério da doença de Parkinson e levar muitos pacientes para uma vida mais feliz e mais significativa.

As Primeiras Lições de Neuromodulação para a Doença de Parkinson

Escolhendo quem deverá ser operado
Quando chegamos à Universidade da Florida para construir o Centro de Distúrbios do Movimento e Doença de Parkinson, não havia uma infraestrutura básica para o cuidado desses pacientes. Dr. Kelly Foote (nosso neurocirurgião) e eu éramos apenas dois "jovens cowboys" recém-saídos do nosso treinamento de especialização. O grupo de professores seniores da universidade deixou claro que gostava de nós, mas considerava que existia uma chance de algo dar errado, especialmente após introduzirmos o procedimento cirúrgico. A mensagem que eles nos deixaram foi: "Nós gostamos de vocês, mas não nos envergonhem." Foi um sentimento compreensível, pois, como todos os experientes professores de medicina, ao longo de uma carreira iriam inevitavelmente observar dezenas de novos tratamentos milagrosos. Esses tipos de tratamento são geralmente introduzidos com brilho e purpurina, mas, na maioria dos casos, são um fracasso completo. A questão mais preocupante para o grupo da faculdade era que nós estávamos fazendo furos no crânio dos pacientes e cutucando o precioso tecido cerebral. Isso era muito mais arriscado do que uma terapia medicamentosa. Suas preocupações eram compreensíveis e perdoáveis.

Ao longo dos últimos dez anos na Universidade da Flórida, a terapia de DBS fez a transição de uma ideia maluca para um procedimento legal e, finalmente, para uma forma completamente aceitável de terapia. Todo estudante de medicina agora é obrigado a observar uma operação de DBS durante o curso de formação. Graças à decisão intraoperatória do Benabid e do momento "e se", o mundo está se movendo para uma era biônica.

Um obstáculo formidável e um tanto inesperado surgiu quando montamos o programa de DBS em nossa instituição. Fomos confrontados com um ingresso imediato de 200 encaminhamentos para o procedimento. Infelizmente, apenas oito dessas referências (4%) eram reais candidatos à cirurgia. Ainda mais preocupante, observou-se uma dúzia de neurocirurgiões e hospitais lançando programas não capacitados. O campo aprendeu, com isso, uma lição de humildade sobre a importância crítica de selecionar os candidatos certos para a DBS. A seleção de pacientes tornou-se o fator mais importante para prever o sucesso ou o fracasso dessa abordagem cirúrgica. Os pacientes que estavam inadequadamente selecionados para a cirurgia, muitas vezes, obtiveram resultados frustrantes e trágicos. Assim, o desenvolvimento de um programa sólido de DBS seria necessário para educar sobre os cuidados primários e também educar os neurologistas na triagem adequada e técnicas de seleção de pacientes, e esse esforço tem sido contínuo ao longo da última década. Além disso, a maioria dos neurocirurgiões e hospitais inevitavelmente teriam que entender que uma vez que a cirurgia é realizada o paciente de Parkinson seria provavelmente biônico para o resto da vida e iria requerer cuidados especializados contínuos. A maioria dos hospitais não estava preparada para organizar e investir nesse tipo de esforço interdisciplinar. Durante a última década, os programas de DBS apareceram e ofereceram esperança para muitos pacientes locais e regionais. No entanto, a maioria desses programas desvaneceu-se rapidamente e, finalmente, desapareceram.

Ironicamente, a técnica de DBS conduziu a um movimento mundial em direção a um melhor atendimento interdisciplinar para o paciente com a doença de Parkinson. Antes da DBS, a maioria dos cuidados era individualizada por médicos, enfermeiros ou assistentes. A complexidade de triagem de um candidato à DBS iria exigir uma abordagem multidisciplinar. Um neurologista, um neurocirurgião, um psicólogo, um radiologista e um psiquiatra iriam participar de uma avaliação abrangente. Com o tempo, fisioterapeutas, terapeutas ocupacionais, fonoaudiólogos e assistentes sociais que, como resultado desse processo, iriam se transformar em importantes membros dessa mesma equipe. Juntos, a equipe pode obter críticas decisões cirúrgicas e, individualmente, cada membro da equipe se tornar um especialista em seu campo.

Em última análise, muitas pessoas participaram do cuidado de um paciente de DBS e esse processo se transformou gradualmente de multidisciplinar em interdisciplinar. A assistência interdisciplinar é o nível mais alto de uma experiência centrada no paciente, e tem sido utilizada há décadas pelos centros de câncer e hospitais de reabilitação. Essa assistência consiste em especialistas que se reúnem e discutem um paciente individual, que é o oposto de uma consulta única ou mesmo um cuidado multidisciplinar, onde os especialistas se comunicam enviando notas ou cartas uns aos outros. Para a doença de Parkinson, o surgimento da avaliação interdisciplinar reforçou o nível de cuidado e forjou melhorias drásticas em paciente e uma maior satisfação familiar. A DBS, um procedimento cirúrgico não médico, transformou e melhorou o atendimento para todos os pacientes com doença de Parkinson, mesmo para aqueles que não receberam a operação [40, 41, 42].

Mapeamento Cerebral
Dentro dos centros de pesquisa da Universidade Johns Hopkins, Mahlon DeLong estudou um grupo de circuitos chamados de gânglios basais. Seus colegas e contemporâneos no laboratório também arrebataram o mais desejado e descodificaram estas regiões cerebrais. O médico de fala mansa, DeLong, meticulosamente, por muitos anos registrou uma única célula cerebral nos gânglios da base, primeiro em macacos e depois em humanos. Lentamente, uma situação coerente começava a surgir, e essa situação incluía importantes mudanças no ritmo e padrão de atividade das células cerebrais [43, 44, 45, 46, 47]. DeLong passou o ofício para Jerrold Vitek, Phillip Starr, Thomas Wichmann, Kelly Foote e muitos outros, incluindo eu mesmo. Nós todos passamos o resto de nossas carreiras refinando e aplicando esse aprendizado na experiência da cirurgia de DBS.

O procedimento é uma maravilha da medicina moderna. Ele exige apenas um pequeno orifício no crânio. A operação é realizada na realidade virtual em uma tela de computador e dentro de minutos pode ser transferida para o paciente humano. O cirurgião pode navegar ao redor dos vasos sanguíneos e definir uma região de interesse para alcançar o alvo pretendido. Alguns milímetros podem parecer pouco se considerarmos uma régua, mas é bastante quando considerado o espaço cerebral. Alguns milímetros de espaço no cérebro podem ser comparados como a distância entre São Paulo e Manaus.

Um neurocirurgião famoso de Toronto chamado Andres Lozano declarou certa vez que o mapeamento do cérebro de um paciente com doença de Parkinson era semelhante ao dirigir um carro pela Europa. À medida que o microrregistro foi avançando um milímetro de cada vez, o som das células cerebrais ia mudando enquanto passava de uma região do cérebro a outra. Ele comparou essa alteração às alterações de linguagem que podem ser apreciadas ao cruzar a fronteira de um país europeu para outro. Ele observou que essas diferenças foram fundamentais no processo de mapeamento cerebral.

Depois de colocar microeletrodos em diversos cérebros de pacientes com doença de Parkinson, pode-se desenvolver um mapa tridimensional. Esse mapa inclui tanto o local de destino desejado quanto a posição das estruturas cerebrais circundantes. Existem muitos alvos cerebrais que podem ser escolhidos para um paciente. A escolha do alvo é normalmente dimensionada durante uma discussão detalhada, que envolve o paciente e sua equipe de DBS. O mapa completo é uma parte fundamental do processo de DBS em si, porque se o eletrodo final estiver mal posicionado, mesmo que sejam alguns milímetros, isso pode ser a diferença entre o sucesso e o fracasso. A falha pode significar uma falta de benefícios, mas também pode significar que o paciente fique com sintomas permanentes, como uma paralisia.

Uma vez que o local do eletrodo final é determinado, este pode ser fechado e fixado com uma tampa protetora. Um fio conector é colocado por debaixo da pele. Em um passo final, a bateria, referida como um neuroestimulador, é fixada sob a clavícula numa localização específica. O neuroestimulador é como um marca-passo cardíaco. Uma vez colocado, o neurologista ou uma enfermeira treinada pode recorrer a milhares de parâmetros de programação possíveis para a DBS, a fim de otimizar as configurações do paciente. A otimização das configurações normalmente demora de algumas semanas a alguns meses, e pode conduzir a um controle requintado dos muitos sintomas incapacitantes da doença de Parkinson, tais como tremores, rigidez, lentidão e, em alguns casos, até mesmo a marcha [34].

O Sonho de Viver sem Tomar Medicação
A maioria das pessoas com doença de Parkinson é alimentada com diversos medicamentos. Em alguns casos, os pacientes podem ter que tomar comprimidos a cada duas, três horas religiosamente. O preço a ser pago pela falta de uma dose pode ser tremor, rigidez, lentidão ou até mesmo sofrer uma queda. Como uma guinada cruel do destino, enquanto a doença de Parkinson avança, as pílulas podem resultar em incontroláveis movimentos involuntários, como uma dança. Esses movimentos têm sido referidos como discinesias e ocorrem como um resultado da progressão da doença, e também como uma consequência direta do uso em longo prazo de medicações utilizadas para o tratamento da doença de Parkinson.

Quando um paciente com a doença de Parkinson toma uma pílula de dopamina, uma transformação milagrosa ocorre. A rigidez, o tremor, a lentidão e muitos outros sintomas desaparecem dentro de 20 a 30 minutos. Um doente de Parkinson comumente irá referir-se a esse período como sendo o período "ligado" (on). Inversamente, quando a dosagem cai abaixo de um nível sanguíneo terapêutico e os sintomas retornam, eles referem-se a esse cenário como sendo off.

Muitos que sofrem da doença de Parkinson, inicialmente, respondem à medicação, mas é inevitável que muitos anos mais tarde desenvolvam flutuações motoras e discinesias relacionadas com a medicação. A DBS tem emergido como a terapia mais eficaz para resolver esses tipos de flutuação relacionados com a doença. A DBS pode proporcionar uma vida significativa para um grande número de pacientes com doença de Parkinson.

Como a história da DBS se desenrolou na década de 1990, muitos centros da Europa informaram que o paciente poderia parar completamente o uso da medicação de Parkinson. Um debate transoceânico seguiu com muitos centros norte-americanos defendendo uma abordagem menos agressiva para a redução da medicação. Duas décadas mais tarde, todos agora reconhecem que é muito raro descontinuar o uso de todas as medicações após a cirurgia de DBS. Nós aprendemos que a redução da medicação ocorre em alguns pacientes, mas não em todos, e que é mais comum que ocorra quando dois eletrodos são implantados (um de cada lado do cérebro) em uma região do cérebro muito específica, chamada núcleo subtalâmico. Em alguns casos, a apatia, o problema de marcha e outras questões vão surgir se os medicamentos forem reduzidos ou descontinuados rapidamente. Assim sendo, oferecer a esperança aos doentes de Parkinson de que eles irão permanecer sem o uso da medicação é ilusória. No entanto, a neuromodulação tem surgido como um poderoso complemento para as opções farmacêuticas e como um meio para melhor gerir a vida.

A Tecnologia que Avança
Um fato notável sobre a terapia da DBS é que o equipamento tem mudado muito pouco desde a experiência do Benabid. A tecnologia do eletrodo cerebral, dos fios de ligação e da bateria só foi ligeiramente melhorada. A Food and Drug Administration (FDA) aprovou atualmente apenas um dispositivo de DBS para os pacientes com doença de Parkinson, e sabe-se bem que as melhores tecnologias estão se desenvolvendo para obter a difícil aprovação da FDA. As técnicas de envio de energia e para a fixação dos elétrodos permanecem fundamentalmente inalteradas. Apesar da falta de uma nova tecnologia de DBS, a inclusão do dispositivo em todas as comunidades do mundo tem sido explosiva, com cerca de 100 mil pacientes de Parkinson e distúrbios do movimento transformados em seres biônicos.

Então, por que não foram disponibilizados mais dispositivos de DBS ao longo das últimas duas décadas? A resposta a essa questão é complexa. Estudos atuais de validação da tecnologia de DBS para a doença de Parkinson têm revelado resultados clínicos que eram mais robustos do que o esperado. Quando entrei no campo em meados de 1990, os melhores especialistas aconselharam-me a desistir da investigação com DBS, pois eles tinham certeza de que a terapia iria desaparecer e iria ser substituída por melhores medicamentos. Não só a terapia sobreviveu, mas o sucesso clínico e financeiro da DBS tem crescido, e o efeito tem atraído mais pacientes, mais pesquisadores e os capitalistas de risco para essa área. Enquanto muitas empresas farmacêuticas têm tentado inventar uma nova droga para a doença de Parkinson, nenhum desses esforços tem sido suficiente e estes fracassaram. Uma indústria multibilionária atrai todos os tipos, e a infusão de novas ideias científicas e dinheiro novo trouxe pelo menos meia dúzia de novas empresas para essa área. Cada empresa oferece uma melhoria ou um ajuste ao sistema de DBS atualmente disponível, e isso é promissor para a esperança de avanços em um futuro próximo.

Portanto, o que será necessário para mover o campo de DBS para frente? Um primeiro passo fundamental será desenvolver uma compreensão das necessidades dos que sofrem a doença de Parkinson. Pacientes e familiares atualmente procuram tratamento para cuidar dos sintomas que não estão adequadamente cobertos por medicamentos ou pela terapia atual de DBS (por exemplo, problemas de memória e distúrbios da marcha – quedas). Em segundo lugar, a terapia deverá ser segura e os ensaios clínicos terão de ser suficientemente robustos para demonstrar que o benefício é maior do que o efeito placebo. Terceiro, a terapia deve ser rentável e progressivamente melhor do que todas as terapias já existentes. Qualquer esperança de mudar a tecnologia e, finalmente, toda essa área terá de lidar com esses três grandes obstáculos.

Houve avanços recentes e importantes nas pesquisas de desenvolvimento dos dispositivos de DBS. Primeiro, há novos designs de eletrodos. A maioria dos novos desenhos permitirá que a corrente elétrica seja administrada a regiões mais específicas do cérebro, aumentando assim os benefícios e reduzindo os efeitos colaterais. Em segundo lugar, o tipo de corrente elétrica que hoje é utilizada é referido como um sistema de tensão de comando mecânico. Nesse paradigma de tensão orientada, podem ocorrer mudanças ao longo do tempo e mudar a forma do campo elétrico, que é entregue ao tecido cerebral. Estimuladores mais novos irão utilizar um dispositivo de corrente constante que vai facilitar a entrega da energia aos tecidos e melhorar a eficácia da terapia. Uma terceira questão que surgiu é o tempo de vida da bateria. Os médicos e os pacientes têm uma necessidade crítica de uma bateria mais duradoura e, em alguns casos, de pilhas recarregáveis. Uma bateria com longa duração iria significar menos cirurgias para a substituição da mesma e menos chances de falha de bateria, o que acarretaria no retorno dos sintomas. Essas novas abordagens e produtos já começaram a aparecer e estão esperando o processo de aprovação da FDA.

Os pacientes também começaram a exigir dispositivos mais finos e menores. A bateria que é colocada no tórax é pouco atraente e indesejável. Também seria preferível para a maioria dos pacientes que fosse eliminado o fio que liga o conector do eletrodo na bateria que está em seu peito. Finalmente, seria ideal que o médico pudesse programar o dispositivo a partir de um local distante. Imagine o dia em que um médico poderá vê-lo por vídeo e ajustar o seu dispositivo sem a necessidade do paciente trocar de roupa ou sair de sua casa. Todos esses avanços chegarão em breve.

Outro desenvolvimento encorajador é a capacidade de ajustar ou personalizar um tratamento para um paciente individualizado. Nós previamente mapeamos nossa cirurgia para uma área específica do cérebro para cada paciente com a doença de Parkinson. Com todos os avanços, nós poderemos mais e mais nos aprimorar para aliviar os sintomas específicos que mais incomodam. Por exemplo, um alvo cerebral pode ser o melhor para o tremor, enquanto outro é preferível para a fala, e ainda um terceiro alvo seria escolhido para a marcha. Os pacientes escolhem o destino com base em suas necessidades (por exemplo, um chef pode escolher um alvo que maximize a supressão do tremor, enquanto um advogado de defesa ou um professor podem escolher um alvo que preserve a fala). Além disso, nós já não estamos mais limitados a um ou mesmo dois eletrodos cerebrais. A capacidade de colocar múltiplos eletrodos em um único paciente ao longo do tempo é viável, conforme a sua doença evolui e os novos sintomas surgem, e está rapidamente se tornando uma realidade.

O Potencial em Combinar Eletricidade com Outras Terapias
Como os mecanismos subjacentes ao sucesso do cérebro elétrico entraram em foco, as possibilidades e potenciais estão explodindo. Agora que entendemos que as mudanças na frequência e no padrão de oscilação das células neuronais são responsáveis por muitos dos benefícios observados, podemos aproveitar essa informação para desenvolver novas e melhores terapias. Além disso, a constatação de que muitos dos benefícios clínicos são resultados de alterações químicas do cérebro, tais como a adenosina e o glutamato, também pode contribuir para facilitar o desenvolvimento de novas drogas.

Uma área provocativa de pesquisa e desenvolvimento foi a ideia de combinar DBS com novas terapias. Especificamente, a ideia de utilizar o eletrodo da DBS como um cateter que pode inserir terapia gênica, células-tronco e fatores de crescimento. A ideia geral é a de combinar a poderosa terapia sintomática como a estimulação cerebral com abordagens que podem ter o potencial de retardar a progressão da doença. Com essa abordagem, esperamos oferecer o melhor dos dois mundos.

Um Biomarcador Elétrico
O mais novo Santo Graal na ciência e na doença de Parkinson será o desenvolvimento de um biomarcador. O National Institute of Health (NIH) define um biomarcador como "uma característica que é objetivamente medida e avaliada como um indicador de processos biológicos normais, processos patogênicos, ou respostas farmacológicas para uma intervenção terapêutica." Em termos genéricos, um biomarcador é um indicador de que a pessoa tem ou não uma doença (isto é, um teste sanguíneo que pode revelar o diagnóstico da doença de Parkinson). Quando se trata do cérebro elétrico, os cientistas têm levantado a possibilidade de um biomarcador elétrico. A ideia geral é de que a atividade da doença pode ser controlada por um sinal elétrico que está sendo naturalmente emitida por regiões específicas do cérebro. Assim sendo, em vez de utilizar o biomarcador para diagnosticar a doença, o médico deve usar os padrões anormais elétricos para o tratamento direto; nesse caso, o tratamento elétrico de Parkinson.

Recentemente, tem-se tornado possível gravar o cérebro após DBS e capturar os sinais em tempo real. Anteriormente, o cérebro só poderia ser registrado durante o procedimento real na sala de cirurgia. O tipo de sinal que pode agora ser recolhido é chamado de potencial de ação local ou LFP. LFPs são medidas especiais da corrente elétrica do cérebro e também de suas propriedades oscilatórias inerentes. Na doença de Parkinson, a investigação tem revelado um importante LFP chamado banda beta. Essa banda muda quando a medicação ou a DBS são administradas. Compreender os biomarcadores elétricos permitirá o desenvolvimento de dispositivos mais inteligentes. Nossa esperança é que novos dispositivos irão captar uma anormalidade em particular, tal como uma banda de beta, e automaticamente responder. O resultado é chamado de paradigma sob demanda. Nos circuitos sob demanda, anormalidades elétricas podem ser tratadas através da aplicação de corrente elétrica no cérebro. A ideia de sistemas sob demanda é resolver os problemas do cérebro à medida que surgem e antes mesmo do desenvolvimento de um novo problema ou sintoma clínico determinado. Assim, a era da medicina personalizada acabou de chegar.

Segredo nº 3: Pergunte ao seu médico se transformar seu cérebro em elétrico ajudará a sua doença de Parkinson.

* * *

"Quando você está perdido naquela floresta, às vezes leva um tempo para você perceber que você está perdido. Por um longo tempo, você pode se convencer de que apenas se afastou do caminho, que você vai encontrar o seu caminho de volta para o início da trilha a qualquer momento. Em seguida, a noite cai de novo e de novo, e você ainda não tem ideia de onde você está, e é hora de admitir que você está confuso e que você nem sabe em que direção o sol nasce."
— Elizabeth Gilbert

Lembro-me quando a FDA aprovou o medicamento Prozac para tratar os sintomas incapacitantes associados com a depressão do adulto, em 1987. A expressão A Revolução do Prozac foi utilizada e um novo tratamento foi lançado. Haveria, então, um poderoso movimento na abordagem agressiva da depressão e dos sintomas psiquiátricos no público em geral. Infelizmente, verificou-se um forte estigma associado com um diagnóstico de depressão. A maioria das pessoas tinha vergonha de comunicar aos seus médicos que estava se sentindo para baixo ou que estava pensando em suicídio. O público em geral considerava a depressão como uma falha de caráter e fraqueza. Os seguros de saúde recusaram-se a cobrir visitas a um psiquiatra ou um especialista em saúde mental.

Houve uma evolução lenta, mas positiva, no pensamento das pessoas sobre a depressão ao longo das últimas duas décadas. Embora muitos problemas ainda existam na identificação desse distúrbio tão comum, o estigma social tem diminuído. Mais drogas foram introduzidas e estas tratam com êxito a depressão e a ansiedade.

O Tamanho Real do Problema da Depressão

A realidade da depressão nos Estados Unidos e em todo o mundo é que ela é comum e inevitável. A maioria das pessoas vai experimentar pelo menos um episódio depressivo maior em sua vida, e, à medida que as pessoas envelhecem, muitas vão enfrentar a depressão.

Os Centros para Controle e Prevenção de Doenças (Centers for Disease Control and Prevention – CDC), em 2005, estimaram que 32 mil suicídios por ano ocorreram nos Estados Unidos. Havia apenas 18.000 homicídios e 12.000 mortes por Aids. O suicídio foi listado como a décima primeira causa de morte e por pouco não listou o topo da parada. Todos os especialistas concordam que existe uma necessidade crítica de tratar melhor a depressão e a ansiedade e especialmente para prevenir o suicídio.

A Organização Mundial de Saúde (OMS) mede a carga global de doenças e também informa sobre a morte prematura e incapacidade. A OMS utiliza uma medida referida que ajusta a incapacidade por ano vivido, conhecida como DALY. Um DALY é um ano de vida saudável perdido. Doenças neuropsiquiátricas têm o maior número de DALYs perdidos e têm a maior pontuação em relação a todas as categorias de doenças, incluindo problemas cardíacos, tumores e traumas. A depressão devido à doença de Parkinson classificada como uma subcategoria está em sexto lugar na perda total de DALY. Devido ao grande potencial rentável, companhias farmacêuticas têm desenvolvido um grande interesse no tratamento da depressão, da ansiedade e outros problemas psiquiátricos.

Como importantes avanços no tratamento da doença mental têm surgido, nós melhoramos o atendimento global para pacientes com transtornos de depressão e ansiedade. Em 1940, quase meio milhão de pacientes foi trancado por trás das portas de hospitais psiquiátricos e foi sentenciado à vida em um asilo. Se você fosse hospitalizado por mais de dois anos, você provavelmente seria mantido institucionalizado para o resto da vida. Hoje, esses números estão diminuindo, especialmente com melhorias na identificação, diagnóstico e tratamento adequado dos pacientes. Uma medida da mudança no cuidado é a utilização de drogas antidepressivas. Aproximadamente, 25 milhões de pessoas nos EUA vão preencher uma receita de Prozac só este ano.

Depressão na Doença de Parkinson
A depressão na doença de Parkinson é comum. Muitas estimativas sobre o número de doentes de Parkinson com depressão excede metade de todos os pacientes diagnosticados. A maioria dos especialistas concorda que, pelo menos, um terço dos pacientes com doença de Parkinson sofre de depressão e, provavelmente, outro terço sofre de sintomas de depressão e não recebe o diagnóstico [19].

A maioria dos pacientes com depressão grave tem um ou mais dos seguintes sintomas:

- Perda de interesse em atividade corriqueira e falta de prazer durante as atividades favoritas (também conhecida como anedonia);
- Sentimento de desesperança ou sensação de estar para baixo.

Outros sintomas comuns que podem estar presentes:

- Problemas de concentração;
- Falta de energia;
- Sentir-se cansado ou fadigado;
- Problemas para dormir;
- Acordar na madrugada;
- Problemas de apetite;
- Falta de interesse sexual;
- Sentimento de inutilidade ou culpa.

As razões exatas de por que esses sintomas geralmente surgem em pacientes com doença de Parkinson permanecem desconhecidas. James Parkinson em sua tese original referia-se à depressão e a sintomas depressivos, como a melancolia [48, 49, 50]. Muitos profissionais nesta nova Era têm ignorado os sintomas depressivos na doença de Parkinson e os deixam sem tratamento. Muitos especialistas ignoram a possibilidade de que a depressão pode ser um sintoma principal da doença de Parkinson, em vez de uma reação a ela.

Diversas linhas de pesquisa sugerem fortemente que a depressão é um sintoma primário da doença de Parkinson e não apenas uma reação emocional. Em primeiro lugar, a depressão ocorre em doentes de Parkinson o dobro da taxa da população em geral. Além disso, a depressão pode aparecer em estágios iniciais, no meio ou no final da doença, e normalmente não se resolve se não for tratada. A evidência mais convincente de que a depressão na doença de Parkinson é uma entidade real foi revelada por meio de resultados obtidos em estudos de imagem cerebral e amostras cerebrais post mortem. Esses tipos de estudo têm ajudado a provar a hipótese de que a doença de Parkinson é mais do que uma doença de deficiência de dopamina. Esses estudos revelaram déficits importantes de serotonina, acetilcolina e norepinefrina. As deficiências desses três neurotransmissores têm sido associadas com o processo degenerativo [51, 52, 53].

Um segredo importante no manejo da doença de Parkinson é a identificação precoce e o tratamento agressivo no caso da depressão e seus sintomas. Cada paciente necessita de um plano de tratamento individualizado de curto e longo prazo. Em todos os casos, as medicações dopaminérgicas também devem ser otimizadas, pois uma dose baixa ou não tomar doses com frequência pode resultar em depressão ou em sintomas de depressão. Em casos de depressão leve, a adição de um medicamento pode ser suficiente (por exemplo, inibidores da recaptação da serotonina, antidepressivos tricíclicos, ou inibidores da recaptação da norepinefrina e serotonina) [19]. É importante ser examinado clinicamente pelo seu médico quatro a seis semanas após o início do tratamento para assegurar que a dose está apropriada e que não há nenhum efeito colateral. Herb Ward, um psiquiatra da Universidade da Flórida, apontou-me que os neurologistas fazem um mau trabalho no seguimento imediato desses pacientes após o início de um antidepressivo. Esta é uma área em que todos nós precisamos melhorar.

Além da terapêutica medicamentosa, eu costumo abordar problemas de sono e sempre que possível utilizar terapia. Em casos de depressão moderada a grave, eu sempre consulto um psiquiatra. A comunicação é fundamental, já que alguns medicamentos psiquiátricos podem agravar a doença de Parkinson (por exemplo, bloqueadores da dopamina). Além disso, nós sempre devemos avaliar se o paciente apresenta tendências suicidas e, se ele apresentar, devemos agir rapidamente. Tento recordar para os pacientes que estão severamente deprimidos que, embora possa parecer impossível, com o tratamento adequado provavelmente ele vai melhorar e retomar uma vida mais feliz e mais significativa.

A depressão grave resistente ao tratamento medicamentoso e também à terapia pode ser tratada por eletroconvulsoterapia (ECT), estimulação do nervo vago (VNS), estimulação magnética transcraniana (TMS) e estimulação cerebral profunda (DBS). A TMS e a DBS são mais experimentais, mas podem ser uma opção em centros mais experientes. A ECT, embora estigmatizada por filmes como em "Um Estranho no Ninho" estrelado por Jack Nicholson, demonstrou ser uma terapia muito eficaz para os pacientes que são resistentes aos medicamentos e à terapia.

DBS e Novas Terapias para a Depressão

No nosso centro, Herb Ward e Kelly Foote, nosso neurocirurgião, tocaram uma região do cérebro com um eletrodo de DBS. É uma combinação improvável de ver um psiquiatra e um neurocirurgião trabalhando juntos, mas é uma prova de quão longe esse campo tem chegado nos últimos 50 anos. A região do cérebro de interesse é a área 25. Muitos anos atrás, um neurocientista chamado Korbinian Brodmann atribuiu a cada região do cérebro um número. A área 25 foi comprovada por uma neurologista chamada Helen Mayberg da Universidade de Emory como sendo um importante centro de modulação da tristeza. Ela elegantemente iluminou essa área do cérebro usando ressonância magnética funcional. Os estudos revelaram que tanto os antidepressivos quanto a DBS têm o potencial para reverter as anormalidades do cérebro nessa área e que essas terapias podem melhorar a qualidade de vida. Embora a terapia de DBS ainda não seja a primeira opção para a depressão na doença de Parkinson, os pacientes devem lembrar que os cientistas e os médicos estão fazendo progressos no tratamento do que antes parecia ser impossível de tratar.

Ansiedade e Pânico na Doença de Parkinson
Estima-se que de 30 a 40% dos pacientes com a doença de Parkinson podem sofrer de ansiedade. Os sintomas mais comuns de ansiedade incluem excessiva e constante preocupação, nervosismo e sentimentos de terror. Muitos pacientes têm descrito esses sentimentos como se sua vida estivesse fora de controle ou como se estivessem sobrecarregados. Outros sintomas comuns de ansiedade podem incluir [54]:

Problemas para dormir;

• Problemas de concentração;
• Uma sensação de que o coração está batendo acelerado;
• Uma sensação de inquietação interior;
• Sudorese;
• Náuseas ou desconforto abdominal;
• Falta de ar.

Um subgrupo de pacientes com a doença de Parkinson também pode experienciar ataques de pânico. Um ataque de pânico é marcado por curtos períodos de uma intensa sensação de desconforto ou de um medo avassalador. Esses episódios geralmente começam de repente e podem durar até uma hora. Durante um ataque de pânico, o doente pode sentir uma sensação de desgraça ou como se algo de ruim está para acontecer ou mesmo experimentar um medo incontrolável de morrer. Outros sintomas comuns de ataques de pânico incluem uma sensação de que o coração está disparado, tonturas, náuseas e às vezes até mesmo suor excessivo. Uma informação importante é que um terço dos pacientes com doença de Parkinson pode ter ansiedade, mas um quinto dos cuidadores de Parkinson também terá ansiedade. Normalmente os cuidadores também sofrem de depressão. Portanto, é preciso também assegurar o tratamento deles, bem como dos pacientes. Um cuidador feliz geralmente se traduz para um paciente de Parkinson feliz.

O tratamento da ansiedade é mais complicado do que o da depressão, e em alguns casos os dois irão coincidir. Praticantes mais experientes vão determinar se a ansiedade está associada com o estado off da medicação dopaminérgica. Se ocorrer uma piora da ansiedade ou se apenas ocorrer quando o paciente está na fase off, o tratamento pode concentrar-se no reduzir o intervalo entre as medicações. Em alguns casos, as doses serão aumentadas. A ansiedade que ocorre em um paciente com doença de Parkinson tratado otimamente é uma entidade ainda mais difícil de resolver. Em geral, é comum envolver um psiquiatra para determinar se o doente possui um transtorno de ansiedade generalizada ou outra síndrome de ansiedade. A primeira linha de tratamento é o uso de inibidores de recaptação de serotonina, inibidores de norepinefrina e serotonina e antidepressivos tricíclicos. Para transtorno de ansiedade generalizada e casos mais graves de ansiedade, normalmente podemos adicionar o uso de buspirona e, possivelmente, um benzodiazepínico. Tenha cuidado com os benzodiazepínicos (clonazepam, diazepam, Alprazolam), uma vez que sua utilização tem sido associada a um aumento do risco de quedas. Outros bons tratamentos incluem a terapia cognitiva comportamental, como apontam Qi Gong e Tai Chi [19].

A Dura Realidade dos Transtornos do Humor não Tratados na Doença de Parkinson
Laura Marsh, uma psiquiatra da Universidade de Baylor realizou um importante estudo do NIH, quando ela estava na Universidade Johns Hopkins. Laura entrou em práticas comunitárias para estudar a depressão na doença de Parkinson, a ansiedade e outras manifestações neuropsiquiátricas. O que ela encontrou pode ser considerado chocante. A maioria dos doentes de Parkinson sofre de transtornos de humor potencialmente tratáveis, e nós precisamos identificar e tratá-los [55, 56, 57, 58]. Além disso, muitos pacientes com a doença de Parkinson sofrem mais de apatia do que de depressão, como foi mostrado recentemente por Dawn Bowers e seus colegas da Universidade da Flórida [59]. A apatia, se presente, também deve ser abordada. Esse segredo, sem dúvida, irá levar mais pessoas para uma vida mais feliz e mais significativa.

Segredo n° 4: Seja agressivo no tratamento da depressão e da ansiedade.

* * *

Capítulo 5 Adormeça seus Problemas

"Precisamos convencer 100% do público, em vez de apenas 40%, que um bom sono é tão necessário quanto o exercício e a nutrição para uma saúde ideal."
— Robert Schriner, M.D.

Uma das grandes lições que aprendemos na última década é que os distúrbios do sono na doença de Parkinson são comuns, tratáveis e pouco apreciados. Em geral, houve uma atenção exagerada sobre os sintomas motores da doença de Parkinson facilmente reconhecíveis, tais como tremor, rigidez, lentidão e problemas para caminhar, e isso tem confundido muitos médicos que se esquecem de perguntar aos pacientes sobre as questões de dormir. A falta de sono na doença de Parkinson vai levar o dia seguinte a ser dominado pela fadiga, irritabilidade e muitas vezes por sentimentos de depressão.

Quão comuns são os distúrbios do sono na doença de Parkinson? Estudos têm demonstrado que as perturbações do sono ocorrem em mais de dois terços dos doentes com doença de Parkinson. Eles incluem sonolência excessiva diurna, insônia, sintomas motores noturnos e também distúrbios respiratórios relacionados ao sono (ou seja, apneia) [19, 60, 61, 62, 63].

Pacientes e familiares devem estar cientes das possíveis causas subjacentes dos distúrbios do sono. A degeneração ou perda de células no cérebro pode resultar em disfunção do sono. Ademais, os sintomas da doença de Parkinson podem surgir durante a noite, e tremor, rigidez e lentidão podem interromper o sono. Finalmente, os pacientes e as famílias devem ter em mente que os medicamentos, tanto de Parkinson quanto os de não Parkinson, podem ter impacto na hora de dormir.

Existem algumas regras importantes a seguir ao abordar os distúrbios do sono em pacientes com doença de Parkinson. A regra mais importante é estabelecer o diagnóstico. A forma de tratamento dependerá, fundamentalmente, da natureza exata do distúrbio do sono. É um mito dizer que uma pílula para dormir é o tratamento para todas as formas de insônia. Mais de um problema podem afetar o sono e, em casos complexos, várias questões podem obscurecer o quadro em geral. Por exemplo, a depressão e os despertares matinais podem existir na presença de outro distúrbio do sono. A segunda regra é não hesitar em passar por um estudo do sono durante a noite. Esse teste simples é gravado, e geralmente vai desvendar o mistério do seu problema de sono e também qualquer outro movimento associado ou problemas respiratórios. Muitas vezes um clínico geral ou um neurologista vai aumentar as doses dos medicamentos em vez de simplesmente estabelecer o diagnóstico correto antes de continuar com o tratamento.

A última questão que deve ser abordada é a revisão completa da lista de medicamentos. Essa avaliação deve incluir medicações relacionadas ao Parkinson e as não específicas. Os agonistas dopaminérgicos têm sido associados com distúrbios de sono na doença de Parkinson, no entanto, em alguns casos, a levodopa também pode levar a problemas de fadiga e de sono. Nós encontramos casos em que a dose de levodopa foi aumentada lentamente ao longo de muitos anos para o tratamento de agravamento dos sintomas de Parkinson e fadiga e a sonolência tornou-se um problema emergente. Ramon Rodriguez, um ex-aluno e agora colega na

Universidade da Florida, uma vez me envergonhou diminuindo a dose de um paciente que apresentava extrema fadiga. Mas ele eliminou a fadiga incapacitante do paciente, e nesse processo me ensinou uma lição importante que eu nunca esqueci.

Em resumo, existem cinco principais problemas de sono que você deve falar com seu médico.

1- Insônia – dificuldade em iniciar ou manter o sono, ou ambos.
2- Sonolência Excessiva Diurna (SED) – adormecer durante o dia, ataques de sono, fadiga (atente para medicamentos como uma causa potencial, agonistas dopaminérgicos e analgésicos).
3- Distúrbio dos Movimentos Periódicos de Extremidades (PLMD) – movimentos lentos rítmicos das pernas e pés durante o sono (vistos em um estudo do sono – polissonografia).
4- Síndrome das Pernas Inquietas (SPI) – sensações desagradáveis e inquietantes que são aliviadas pela movimentação das pernas.
5- Distúrbio Comportamental do Sono REM (RBD) – caracterizado pelo desaparecimento da atonia da musculatura esquelética, fisiológica durante essa fase do sono e pela associação entre sonho e sono REM. Nesse distúrbio, pode haver sonhos vívidos e o paciente pode atuar fora dos sonhos, o que pode levar a autolesões ou lesão do companheiro de cama. O tratamento mais comum é um benzodiazepínico, como clonazepam.
6- Distúrbios respiratórios sono-dependentes – o mais comum é a apneia do sono, em que o doente pode não perceber que tem pausas na respiração. Isso pode levar a muitos despertares durante a noite e pode prejudicar a qualidade do sono.

As histórias mais comuns e também de partir o coração normalmente vêm do cônjuge e não do paciente. Cônjuges irão descrever que seus parceiros com a doença de Parkinson atuam fora dos sonhos e em muitos casos estão "lutando contra os bandidos". Isso, infelizmente, em muitos casos, leva um paciente com doença de Parkinson, inadvertidamente, a bater em seu cônjuge durante o sono (distúrbio comportamental do sono REM). Isso pode compreensivelmente levar a conflitos conjugais e a dormir em camas separadas. Esse problema é facilmente tratado pela prescrição de uma dose baixa de um medicamento chamado benzodiazepínico (clonazepam, lorazepam e diazepam). Outra história comovente é de um paciente com a doença de Parkinson que foi incapacitado por fadiga por mais de dez anos. Na sequência de um estudo de polissonografia, foi revelado que ele sofria de apneia. Na apneia do sono, o doente inconscientemente para de respirar, às vezes mais de uma centena de vezes por hora. Isso leva o paciente de Parkinson para dentro e fora do sono e finalmente a sofrer de fadiga durante o dia. O tratamento é com uma máquina que ajuda a respiração, chamada CPAP (pressão positiva contínua), que geralmente resolve o problema e elimina o problema de fadiga diurna [19, 60, 61, 62, 63].

Depressão e a Higiene do Sono
Além disso, o paciente deve ser avaliado e se necessário tratado para a ansiedade, depressão ou outro transtorno afetivo, pois estes podem contribuir para a piora do sono. Muitas pessoas continuam a ignorar a forte ligação entre o humor e o sono, e Laura Marsh encontrou isso em seu

estudo do NIH. Acordar de manhã cedo pode ser um sinal de depressão não tratada, no entanto deve-se também ter em mente que doses extras de levodopa, à noite, às vezes, também melhoram a qualidade do sono, suprimindo os sintomas reemergentes da doença de Parkinson.

A higiene do sono refere-se à identificação e tratamento dos fatores comportamentais e ambientais que podem afetar o sono. Aqui estão algumas recomendações gerais que têm ajudado muitos pacientes de Parkinson ao longo dos anos.

- Esforce-se a ter sete ou mais horas de sono por noite.

- Perceba que dormir mais de nove horas diárias pode acarretar a sonolência excessiva diurna.

- Elimine a ingestão de álcool horas antes de dormir.

- Reduza a cafeína (café, chás, refrigerantes, chocolates) após o jantar e antes da hora de dormir.

- Crie um espaço escuro e confortável para dormir.

- Elimine a televisão e outros aparelhos eletrônicos no lugar de dormir.

- Faca exercícios todos os dias, mas não após o jantar.

Segredo nº 5: Adormeça seus problemas.

* * *

"As pessoas devem estar atentos para três coisas: evitar uma dependência maior, endividar-se, e não começar uma família antes de estar pronto para sossegar."
— James Taylor

Após a introdução das pílulas contendo dopamina para o tratamento da doença de Parkinson, houve um breve período em que médicos e pacientes acreditavam que a cura milagrosa havia chegado. Anteriormente, os pacientes estavam congelados como estátuas e muitas vezes institucionalizados. Depois de tomar a pílula de dopamina, eles estavam andando de novo e livres dos encargos da doença de Parkinson. Não demorou muito para que os cientistas entendessem que as pílulas de dopamina eram apenas um tratamento sintomático, e que os comprimidos ficariam aquém de prevenir a progressão da doença. Além disso, após alguns anos do tratamento com a dopamina, a maioria dos pacientes começou a relatar o encurtamento do benefício da medicação e também os movimentos involuntários que têm sido referidos como discinesia.

Comportamentos Aditivos e o Tratamento com Levodopa
André Barbeau publicou uma série de artigos em meados de 1970 relatando sobre os benefícios e as complicações da terapia com levodopa. Barbeau observou vários doentes com efeitos secundários incomuns, como resultado de substituição de dopamina. Ele relatou que mais da metade dos seus pacientes que estavam usando doses muito altas de dopamina (quatro a seis gramas por dia) apresentavam um quadro de mania ou agitação. Ele também observou que muitos pacientes se tornaram hipersexualizados, desenvolveram problemas de personalidade e tinham pouco discernimento em tomar maiores decisões [64, 65, 66, 67, 68].

Punding
Mais tarde, Joe Friedman e seus colegas da Universidade de Brown descobriram que os pacientes sob o efeito de levodopa também poderiam ter punding [69, 70]. Punding foi primeiramente descrita por G. Rylander em 1972 em pacientes que sofriam de overdose de anfetamina ou toxicidade. Mas o fenômeno de punding realmente foi descrito pela primeira vez num romance da Segunda Guerra Mundial "Catch-22", de Joseph Heller [71].

A história tornou-se famosa. "Catch-22" mostrou que uma preocupação com a segurança de alguém em um momento de perigo real e imediato era um processo de uma mente racional. Orr, era um piloto e um dos principais personagens, era louco. Tudo o que ele tinha a fazer era perguntar. Tão logo ele fez, ele deixou de ser louco e pôde voar em mais missões. Se ele as voasse, era louco e não tinha que voar, mas se ele não quisesse voar, então era são e tinha que voar. Yossarian foi movido profundamente pela simplicidade absoluta da cláusula de "Catch-22" e soltou um suspiro respeitoso. [72]
—Joseph Heller, Catch-22

O dicionário Oxford de inglês define um catch-22 como um "conjunto de circunstâncias em que há uma exigência etc., é dependente de outra, que por sua vez é dependente da primeira.".

"Catch-22" foi escrito sobre um aviador da Segunda Guerra Mundial chamado John Yossarian. O piloto tentava sobreviver à guerra, enquanto vivia sob um catch-22. No capítulo 3, "Havermayer", Yossarian retorna da enfermaria. Ele descobre o companheiro artilheiro Orr realizando um estranho comportamento.

"Orr, que, no dia em que Yossarian voltou, foi mexer com a torneira que alimentava a gasolina do fogão que tinha começado a construir enquanto Yossarian estava no hospital. 'O que você está fazendo?' Yossarian perguntou cautelosamente quando ele entrou na tenda, embora ele tivesse visto. 'Há um vazamento aqui', disse Orr. 'Eu estou tentando corrigi-lo'."

"Orr estava ajoelhado no chão da tenda. Ele trabalhou sem parar, tirando a torneira, espalhando todas as peças minúsculas cuidadosamente, contando e, em seguida, estudando cada uma interminavelmente, como se ele nunca tivesse visto nada remotamente parecido, e depois voltava a montar todo o aparato pequeno, mais e mais e mais e mais uma vez, sem perder a paciência ou o interesse, nenhum sinal de fadiga, sem sinais de concluí-lo." [72]

Esse comportamento é chamado punding e pode ocorrer em um grupo seleto de pacientes que usam levodopa e às vezes nos que usam agonistas dopaminérgicos. Punding é um comportamento em que o paciente apresenta um intenso fascínio com atividades sem propósito definido, realizando de maneira repetitiva a manipulação contínua de objetos, pode também examinar e classificar objetos comuns, acumular coisas, escrever coisas em uma frequência anormal, e até mesmo apresentar um excesso de dança não socialmente sancionada [69, 70, 71].

Na doença de Parkinson eu vi punders fazerem todos os tipos de atividade incomum e repetitiva, incluindo montagem e desmontagem de relógios, varas de pesca, pintura de quadros, escrever e-mail e arrancar páginas de revistas. As tentativas de parar os comportamentos estereotipados são geralmente muito difíceis, pois os pacientes normalmente oferecem resistência, irritabilidade e mal humor. O doente em muitos casos acaba urinando em si mesmo, em vez de parar o comportamento. Alguns cuidadores realmente preferem o estado punding, já que o doente geralmente está seguro, envolvido na atividade e satisfeito.

O punding foi descrito pela primeira vez na literatura médica por Rylander e colegas em 1972. Joseph Heller escreveu "Catch-22" no início de 1950 e o romance foi publicado em 1961, 11 anos antes da descrição do Rylander. Portanto, o romance realmente precedeu a apreciação do fenômeno comportamental. No romance de Heller, o punding é resultado de um ferimento na cabeça causado por um golpe de estilete de uma prostituta italiana. Na doença de Parkinson, o punding pode resultar da substituição de dopamina ou da terapia com agonistas dopaminérgicos [71].

Todos os pacientes com a doença de Parkinson ou cuidadores devem alertar o seu médico se qualquer comportamento incomum surgir durante o tratamento dopaminérgico. Comportamentos pouco usuais, incluindo punding, podem ser tratados por simples ajustes na medicação ou por adição de outros agentes farmacológicos, tais como a quetiapina, a clozapina, ou mesmo de um estabilizador do humor [19].

Síndrome de Desregulação da Dopamina
Um problema raro que pode ocorrer durante a utilização de terapia de substituição de dopamina (por exemplo, Sinemet, Prolopa ou Madopar) é chamado de síndrome de desregulação dopaminérgica. Andrew Lees e seus colegas do Hospital Queen Square, em Londres, também se referiram a isso como a síndrome da desregulação hedonista homeostática [73]. Os sintomas se manifestam em apenas 1 a 3% dos pacientes que tomam a terapia de substituição da dopamina, e as descrições originais são focadas apenas no Sinemet (europeu) e Madopar. Acredita-se ser uma síndrome de dependência, pois os pacientes anseiam seus medicamentos e precisam consumir grandes quantidades deles apesar de eventuais efeitos nocivos. Os medicamentos são pensados para estimular os centros de recompensa no cérebro, razão pela qual pode ser difícil para os clínicos tratarem. O tratamento é composto de ajustes de medicação, terapia cognitiva comportamental e também todas as terapias. Além disso, como no punding, a quetiapina, a clozapina ou um estabilizador do humor podem ser úteis para restaurar uma vida normal.

Sinemet e Madopar não são Tóxicos
Agonistas dopaminérgicos foram introduzidos na década de 1990 como alternativa potencial ou tratamento adjuvante para acompanhar a terapia de reposição de dopamina (por exemplo, levodopa). Essas drogas foram vendidas para o público com a ideia de, possivelmente, retardar a progressão da doença e seu uso resultaria em menos complicações quando comparadas à levodopa. Muitas das reivindicações originais atacando a levodopa foram impulsionadas por uma indústria farmacêutica que estava querendo deslocar a levodopa como a melhor terapia da doença de Parkinson. Os efeitos dessa campanha antilevodopa foram sentidos em todo o mundo, embora seja agora reconhecido que há mais efeitos secundários e problemas associados ao uso de agonistas dopaminérgicos do que ao uso de levodopa, e este é um excelente fármaco para o tratamento da doença de Parkinson.

Muitos pacientes com doença de Parkinson e membros da família foram desnecessariamente alarmados com os contínuos relatos de que Sinemet e/ou Madopar/Prolopa pudessem acelerar a progressão da doença. Muitos neurologistas têm desnecessariamente limitado o uso de drogas. Os relatos têm sido alimentados por uma evidência inexistente em seres humanos. Pacientes e familiares devem estar cientes de que as terapias de reposição de dopamina, como Sinemet, Prolopa e Madopar, permanecem sendo o tratamento mais eficaz e importante para a doença de Parkinson.

A terapia de substituição da dopamina não é tóxico e não acelera a progressão da doença. Laura Parkkinen e seus colegas em Queen Square, em Londres, examinaram a patologia em 96 cérebros post mortem da doença de Parkinson e emparelharam o tecido com informações clínicas, incluindo informações sobre o uso de levodopa. O estudo concluiu que, na condição humana, "o uso crônico de L-dopa não aumenta a progressão da patologia de Parkinson."

Em um editorial que o seguiu, os neurologistas proeminentes no campo apontaram que "permaneceram as preocupações quanto à possibilidade de levodopa ser tóxica para os neurônios de dopamina e acelerar o processo degenerativo." A ciência utilizada para apoiar essas alegações incluiu a que a levodopa passasse por um processo de auto-oxidação e formasse espécies reativas ao oxigênio assim como a presença de protofibrilas tóxicas. Além disso, a prova incluiu uma experiência na qual a levodopa foi misturada com as células do cérebro e colocada em um disco.

A levodopa foi tóxica para as células do cérebro que também estavam no disco. A pesquisa, no entanto, ficou aquém na demonstração da toxicidade do fármaco nos seres humanos com a doença de Parkinson [74, 75].

Há vários níveis de evidência de numerosos estudos desenhados de muitos países. Mais recentemente, e de forma proeminente, foi o estudo ELLDOPA, que foi publicado por Stanley Fahn da Universidade de Columbia, em Nova York. Stan, um dos fundadores da neurologia moderna do distúrbio do movimento, concluiu que a levodopa foi extremamente benéfica para o paciente humano e que tinha um papel positivo e não um efeito negativo sobre o curso da doença [76]. Existe agora um estudo de seguimento sendo realizado na Holanda por Rob de Bie, que provavelmente irá proporcionar ainda mais evidências dos benefícios da terapia com levodopa.

Sinemet foi recentemente relatado como sendo a droga mais comumente usada entre os mais de 6.000 pacientes que estão sendo seguidos longitudinalmente em um estudo da National Parkinson Foundation Quality Improvement Initiative, também chamado de Projeto de Resultado de Parkinson [77]. É o maior e mais longo estudo da doença de Parkinson já realizado. Profissionais especialistas, nesse estudo, foram solicitados a utilizar levodopa mais do que qualquer outra droga, incluindo agonistas dopaminérgicos, e eles usaram mais levodopa, uma vez que a duração da doença aumentou. Os pacientes devem ter essas informações em mente, se um médico estiver tentando convencê-los a usar levodopa.

Acrescenta-se, para os pacientes e para os doentes com Parkinson, que o Sinemet e Madopar devem ser considerados tratamentos seguros e eficazes para a doença de Parkinson. As doses e os intervalos de tomada devem ser ajustados por um neurologista ou médico experiente, a fim de maximizar os benefícios e adaptar a terapia para os sintomas individuais. Pacientes e famílias devem manter em perspectiva a conversa sobre levodopa ser tóxica e a aceleração da progressão da doença, pois isso pode se tornar uma distração importante nas práticas de bons cuidados. Minutos preciosos na relação médico-paciente não devem ser desperdiçados com essas afirmações, e os prescritores não devem diminuir a dosagem terapêutica, especialmente em pacientes com sintomas tratáveis. Os críticos do Sinemet e Madopar terão de apresentar fortes evidências com estudos em humanos se quiserem mudar a prática clínica. Nesse meio tempo, precisamos servir nossos pacientes, compartilhando com eles o peso da evidência que apoia fortemente que a terapia de reposição levodopa não é tóxica e não acelera a progressão da doença de Parkinson [19].

Sérios Riscos Emergentes de Comportamentos de Dependência e Agonistas Dopaminérgicos
Além disso, hoje entendemos que existem sérios riscos que podem estar associados com os agonistas dopaminérgicos e que as complicações graves podem ocorrer em uma em cada seis pessoas que tomam essa classe de medicamentos [78, 79, 80, 81, 82]. Médicos, familiares e pacientes devem entender os riscos potenciais dos agonistas da dopamina antes de passar por um tratamento com esses medicamentos. Embora os efeitos dos agonistas possam ser positivos, e são realmente positivos para a maioria dos pacientes, quando surgem problemas compulsivos e impulsivos, os agonistas podem alimentar o comportamento prejudicial e causar estragos nas famílias, como apontado por Tony Lang do Hospital Toronto Western Hospital. Tony é um dos líderes mais importantes do mundo na área, e sua opinião importa. Se os pacientes e as famílias

estiverem cientes dos riscos dos agonistas, eles poderão rapidamente ser interrompidos ou substituídos se for necessário.

O desenvolvimento de transtornos de controle de impulso, como resultado do uso de agonistas da dopamina, tornou-se um grande problema na prática clínica e também uma questão legal muito importante com várias ações judiciais. Dan Weintraub, médico, da Universidade da Pensilvânia, Filadélfia, estudou 3.090 pacientes em tratamento para a doença de Parkinson em 46 centros de distúrbios dos movimentos nos Estados Unidos e Canadá. Dan e seus colegas identificaram problemas de controle de impulso em surpreendentes 13,6% dos pacientes, incluindo o jogo em 5%, o comportamento sexual compulsivo em 3,5%, compras compulsivas em 5,7%, transtorno da compulsão alimentar em 4,3% e apresentando duas ou mais dessas questões emergentes em 3,9%. O ponto mais importante para os pacientes lembrarem é que os transtornos foram mais comuns em indivíduos que tomam agonistas de dopamina quando comparados com pacientes que não tomam agonistas da dopamina (17,1% contra 6,9%) [81].

Um perfil surgiu para aqueles em situação de risco para esses comportamentos após o uso de agonistas. Dan citou como sendo pacientes mais jovens ou solteiros, fumantes e que tinham um histórico familiar de problemas de jogo e afirmou que estas eram questões importantes para serem descobertas antes do início de um tratamento com agonista [81, 82].

Em 2007, Hubert Fernandez, agora chefe de Distúrbios do Movimento da Cleveland Clinic, e eu tivemos um estudante de medicina chamado Mike Shapiro. Mike estudava psiquiatria, mas ele publicou um importante artigo chamado "Os quatro As patológicos associados com a doença de Parkinson: ansiedade, raiva (anger), idade (age) e agonistas" [83]. Nós, infelizmente, deixamos de fora um quinto A, que é uma história de abuso de álcool ou substância, como mais tarde apontado por Valerie Voon, psiquiatra da Universidade de Cambridge, no Reino Unido [78, 79]. É fundamental que os médicos e pacientes compreendam o perfil de risco para o desenvolvimento de transtornos do impulso antes de prescrever agonistas da dopamina para qualquer paciente com a doença de Parkinson.

Agonistas da dopamina têm sido cada vez mais utilizados para tratar outras condições, como a síndrome das pernas inquietas, prolactinomas e fibromialgia. Há agora evidências de que essas drogas podem também resultar em problemas de controle de impulso em outros grupos que não têm Parkinson.

Em 2011, uma de nossas alunas da Tailândia, Natlada Limotai, escreveu um artigo muito importante sobre desregulação dopaminérgica, punding, transtornos de controle de impulso e a síndrome de abstinência da retirada do agonista da dopamina (DAWS) [84]. O nosso grupo clínico foi se tornando cada vez mais preocupado sobre esse assunto dos comportamentos de dependência semelhantes na doença de Parkinson que não estavam sendo divulgados. A cada ano, a NPF está recebendo um número crescente de cartas de pacientes e familiares que relatam os efeitos devastadores na vida associados com o uso de agonistas da dopamina. Eu também estava vendo os mesmos problemas que se desdobram em minha prática pessoal da Universidade da Flórida. Casamentos foram desfeitos, houve muitos casos de hipersexualidade, compulsão alimentar, o uso compulsivo da internet e a pornografia na internet. Ao mesmo tempo, no entanto, nós estávamos esbarrando na resistência de neurologistas e clínicos gerais que se recusavam a aceitar a possibilidade de que o vício poderia ocorrer em pacientes com doença de Parkinson. Nós trabalhamos muito duro para publicar um artigo que revisava nossa experiência de nove anos e para torná-lo amplamente disponível ao público e a profissionais da área médica. Nós propositadamente o intitulamos "Manifestações de Dependência e doença de Parkinson: em um único centro com mais de 9 anos de experiência," assim queríamos confrontar diretamente com o mito de que a dependência não pode ocorrer no contexto de doença de Parkinson.

Natlada revisou mais de 1.000 prontuários e descobriu que 8% dos pacientes que tentaram diminuir o uso do agonistas dopaminérgicos desenvolveram uma síndrome de abstinência da retirada do agonista da dopamina (DAWS), o que foi semelhante ao relatado nas síndromes de opiáceos e cocaína [84]. A ideia de DAWS foi introduzida pela primeira vez por Melissa Nirenberg durante a sua formação em distúrbios do movimento da Universidade de Cornell, em Nova York. Melissa percebeu a existência da síndrome de abstinência simplesmente ouvindo seus pacientes que a estavam procurando com queixas que pareciam sintomas de abstinência [85]. Foi uma observação esperta e importante.

Natlada relatou que cerca de 1% da sua amostra tinha a síndrome de desregulação da dopamina, que é a síndrome associada à levodopa ou ao vício da pílula de dopamina. O maior número de problemas comportamentais em sua série, porém, ocorreu com transtornos do controle de impulsos (CDI), que estavam presentes nos 9% dos indivíduos. As taxas reais foram subestimadas, pois conforme os relatórios mais recentes da série houve cerca de 14%. Pensamos que os baixos números eram artificiais e causados por uma falta de conhecimento, nos primeiros nove anos do estudo. Nós simplesmente perdemos sua ocorrência! Curiosamente, punding foi visto em ambos os pacientes com transtorno de controle de impulso e pacientes com desregulação dopaminérgica [84]. Nós fomos capazes de concluir, como Dan Weintraub, Valerie Voon, Tony Lang e muitas outras importantes autoridades, que a terapia dopaminérgica em pacientes com doença de Parkinson era fortemente associada com o vício, em um grupo surpreendentemente grande de pacientes.

Tratamento
A redução ou interrupção do agonista de dopamina, bem como a adição de outros medicamentos para bloquear os problemas comportamentais, tem sido o sustentáculo da terapia para essas manifestações viciantes semelhantes. Aconselhamento e terapia cognitiva comportamental têm sido sugeridos como abordagens de tratamento, mas ainda têm de ser cuidadosamente estudados. Alguns grupos chegaram a sugerir o uso de uma técnica cirúrgica, a estimulação cerebral profunda. A ideia era de que incluindo o tratamento da estimulação cerebral profunda os doentes seriam capazes de reduzir medicações dopaminérgicas e, por conseguinte, lutar contra as manifestações semelhantes ao vício.

Uma de nossas estudantes de medicina, Sarah Moum, recentemente deu uma olhada nos registros médicos de todos os nossos pacientes que tiveram a cirurgia de DBS. Não houve mudança no diagnóstico de desregulação dopaminérgica, nem após a estimulação unilateral ou bilateral em qualquer alvo do cérebro (núcleo subtalâmico ou globo pálido interno). Dois dos sete pacientes com controle de impulso relataram que seus sintomas foram resolvidos, no entanto houve uma evolução após a cirurgia de problemas de controle de impulso em 17 pacientes e também dois pacientes no pós-operatório desenvolveram a síndrome de desregulação dopaminérgica (DDS).

A lição aprendida foi que ICDs e DDS devem ser tratados antes da cirurgia e que a DBS não é considerada como o tratamento primário e pode precipitar problemas [86]. Um grupo de Grenoble, França, liderado por Paul Krack, introduziu recentemente uma metodologia que pode ser utilizada naqueles que sofrem de CDIs [87].

Segredo n° 6: Sintomas de dependência podem surgir na doença de Parkinson.

* * *

"Falta de atividade destrói a boa condição de cada ser humano, enquanto o movimento e o exercício físico metódico salvam e preservam."

—Plato

Muitos anos antes de os tratamentos medicamentosos serem desenvolvidos para tratar os vários sintomas da doença de Parkinson, alguns médicos recomendavam os exercícios, permanecendo assim o paciente ocupado e tentando ser o mais "físico" possível. Há histórias de doentes de Parkinson institucionalizados (antes da era levodopa) que foram convidados a empurrar o carrinho de prontuários para os médicos ou dobrar toalhas para a equipe do hospital. As primeiras observações sobre melhorias em pacientes com a doença de Parkinson após exercícios têm contribuído para a crença de que o exercício pode ser benéfico. Durante anos, em minha própria prática, eu comuniquei a pacientes que o exercício é "como uma droga" e que um alongamento diário e uma rotina de exercícios podem ter um benefício significativo. Tenho notado também que os pacientes que recebem fisioterapia previamente à minha consulta frequentemente aparecem mais brilhantes e mais otimistas. Embora eu, pessoalmente, acredite no exercício para quem sofre de Parkinson, até recentemente não tínhamos uma forte justificativa científica para prescrevê-lo.

A Evidência para o Exercício
Michael Zigmond, Ph.D. da Universidade de Pittsburgh, é um renomado neurocientista que revisou o tema para saber se o exercício poderia ser neuroprotetor ou mesmo modificador da doença em pacientes com Parkinson. A pesquisa de Mike foi fundamental para unir os médicos e pesquisadores a fim de mover esse campo para frente, além disso, ele estava envolvido em muitos experimentos. O seu grupo estudou os efeitos do exercício em um modelo animal de 6-hidroxidopamina de doença de Parkinson. Quando Mike forçou os animais para o exercício, ele observou que o exercício reduziu sua vulnerabilidade a desenvolver sintomas da doença de Parkinson. Mike observou que o exercício aumentou substâncias químicas no cérebro conhecidas como fatores tróficos e que esses fatores tróficos protegiam as células cerebrais de morrerem [88, 89].

Beth Fisher, Giselle Petzinger e colegas da Universidade do Sul da Califórnia, em Los Angeles, passaram a pesquisar o exercício na doença de Parkinson a partir de modelos animais para estudos em humanos. Eles publicaram um artigo nos Archives of Physical Medicine and Rehabilitation, que visava a "obter dados preliminares sobre os efeitos dos exercícios de alta intensidade sobre o desempenho funcional em pessoas com doença de Parkinson." Eles também queriam determinar se um melhor desempenho era acompanhado por alterações fisiológicas positivas no cérebro. Os resultados revelaram uma melhoria modesta na subescala motora para a doença de Parkinson (o chamado UPDRS). Exercícios de alta intensidade tiveram os maiores benefícios. Esse estudo, assim como vários outros estudos recentes, mudou a prática clínica dos distúrbios do movimento, e a maioria dos especialistas agora recomenda que seus pacientes se exercitem todos os dias [90, 91].

Grandes estudos são necessários para abordar se os benefícios sintomáticos do exercício também irão obter uma diminuição da queda. Felizmente, há muitos estudos ou quase completos ou publicados. Estes incluem Daniel Corcos, Christopher Hass e estudos de David Vaillancourt sobre a formação de resistência à doença de Parkinson. Além disso, vários outros estudos foram publicados, incluindo um no New England Journal of Medicine divulgando Tai Chi como um tratamento para problemas de equilíbrio [92, 93].

Anke Snijders e Bastiaan Bloem reportaram recentemente um caso de um paciente com a doença de Parkinson que foi também publicado no New England Journal of Medicine. O caso foi mostrado em um dramático vídeo que revelou um paciente em estágio avançado da doença de Parkinson, apresentando dificuldades graves de locomoção e também o congelamento de marcha. O paciente tinha a doença de Parkinson por muitos anos, mas ele relatava ser capaz de montar e andar de bicicleta por seis ou mais milhas por dia. Esse paciente atingiu Dr. Bloem como um caso "muito interessante." [94, 95]

Uma das coisas que eu tenho aprendido ao longo de muitos anos de cuidado aos pacientes com doença de Parkinson é confiar no que um paciente diz. Bloem e colegas fizeram a coisa certa ao perseguir e verificar essa história. Seu relatório dramático fez com que os pesquisadores seguissem o rastro de outra observação feita por Jay Alberts, Ph.D. do Instituto de Tecnologia da Geórgia e depois da Cleveland Clinic Foundation. Jay demonstrou que andar de bicicleta e exercícios forçados foram benéficos na doença de Parkinson [96]. Sua observação foi feita enquanto andava em uma bicicleta com um paciente da doença de Parkinson em seu banco traseiro. Ele realizou esse passeio de bicicleta por caridade, e fez todo o caminho cruzando o estado de Iowa. O paciente melhorou notavelmente pelo passeio de bicicleta. Jay estava na Universidade de Tecnologia da Geórgia, quando eu estava na Universidade Emory, em Atlanta, e ambos compartilhávamos esse mesmo paciente, mas para protocolos de pesquisa diferentes. Meu protocolo foi um enorme fracasso. Jay, no entanto, levou-o a uma jornada através de Iowa e um importante avanço na investigação da doença de Parkinson baseada em exercícios.

Por que ciclismo melhora os sintomas? Por que pacientes de Bloem andam de bicicleta, mas não caminham? As respostas continuam a ser um mistério, mas muitos especialistas acreditam que a resposta pode estar no fundo do cérebro, dentro de um grupo de estruturas altamente complexas e interligadas (ou seja, os gânglios da base). Essa rede de estruturas ajuda na facilitação do movimento, do humor e das funções cognitivas. A forma como os gânglios da base funcionam continua sendo um dos maiores mistérios da humanidade. Acreditamos que esses sistemas trabalham como processadores de dados avançados e atuam na modulação de funções cerebrais complexas e também por filtragem e classificação de informações. Talvez foi o gânglio basal que facilitou o homem descrito por Bloem a ser capaz de andar de bicicleta, mas incapaz de andar.

Como alternativa, os gânglios da base podem ter sido contornados por outros sistemas cerebrais, a fim de facilitar o seu passeio incrível. Doenças dos gânglios da base (por exemplo, de Parkinson ou outros distúrbios de movimento) são conhecidas por serem agravadas pelo stress e ansiedade (por exemplo, falta de sono ou problemas conjugais), mas também são conhecidas por serem melhoradas com exercício, humor, sinais visuais, bem como com muitas modalidades não farmacológicas e não cirúrgicas (por exemplo, o Tai Chi). Precisamos saber mais sobre como funciona o gânglio basal e precisamos entender como aproveitar o poder da terapia de exercícios [97].

Bloem, em uma recente entrevista ao New York Times, disse que ele "não estava defendendo que os pacientes com a doença de Parkinson pudessem subir em bicicletas e saírem em estradas movimentadas." Ele esclareceu que os pacientes vão precisar de ajuda para montar em uma bicicleta e que eles podem ter problemas se for preciso parar em semáforos. Eles precisam andar em áreas de segurança. Ele recomendou que os pacientes montem triciclos ou usem bicicletas estacionárias. Ele também deu a entender que em certos pacientes a "bicicleta oferece uma oportunidade de ser livre de sintomas e assim sendo eles podem fazer algum exercício cardiovascular, mesmo quando a doença está tão avançada que não podem mais andar."

A observação de Bloem continua interessante, mas quero alertar todos os pacientes com doença de Parkinson a não saltar em uma bicicleta e tentar andar. Lembre-se, Bloem é da Holanda, onde praticamente todos os pacientes andaram de bicicletas durante a sua vida inteira. Momentos off de medicação, problemas de equilíbrio e outras questões complexas podem levar a acidentes e ferimentos graves. É melhor procurar o aconselhamento de um médico ou um fisioterapeuta, e caso você opte por andar de bicicleta nova durante o pôr do sol poderá fazê-lo com um amigo e um capacete.

O Centro de Excelência NPF na Holanda é liderado por Martin Bloem e Munneke. Eles introduziram o conceito ParkinsonNet ao campo. ParkinsonNet é uma ferramenta que foi criada e destinada a fazer uma mudança radical nos cuidados relacionados com o Parkinson. O conceito é poderoso e potencialmente capaz de ser modificado e exportado para outras regiões e países. A ideia é simples: prestar cuidados de doença de Parkinson através de uma rede integrada (que pode ser constituída por grupos geograficamente dispersos em um país), que proporciona uma experiência mais conveniente e mais integrada para os pacientes. Bloem e Munneke realizaram um estudo com cerca de 700 pacientes em comunidades que têm hospitais. Eles atribuíram pacientes aos cuidados do ParkinsonNet ou em cuidados normalmente utilizados e depois acompanharam os pacientes por seis meses. Os objetivos dos autores eram "(a) avaliar a implementação dessa mudança no sistema de saúde; (b) gravar as consequências da aplicação de cuidados ParkinsonNet, medindo os benefícios de saúde para os pacientes; e (c) avaliar a influência sobre os custos sociais dessa nova organização de cuidados. Embora o desfecho primário (um índice de pacientes específicos PSI-PD) não diferiu entre os grupos, o ParkinsonNet proporcionou uma maior qualidade global dos cuidados, reduzindo a carga bruta financeira global para a sociedade [98, 99, 100, 101].

A fisioterapia é a forma mais popular e amplamente utilizada de saúde para o paciente de Parkinson com problemas motores e problemas de mobilidade. De fato, o número de publicações sobre fisioterapia e doença de Parkinson, e estudos com exercício aumentou mais do que 500%, nos últimos anos. Excitantes descobertas realizadas em estudos com modelos animais revelaram a possibilidade de mudanças neuroplásticas e até mesmo a possibilidade de efeitos modificadores da doença. Vários ensaios clínicos têm sugerido que a fisioterapia pode melhorar significativamente o desempenho motor e a qualidade de vida. Infelizmente, esses resultados até hoje não conseguiram penetrar na prática comunitária e nós precisamos de mais estudos para convencer e para orientar o campo em como tornar os programas de exercícios uma realidade internacional.

Hoje, nas práticas da doença de Parkinson em todo o mundo, o exercício está sendo prescrito com maior frequência. A evidência parece estar apontando para efeitos benéficos, mas serão necessários mais estudos. Esperamos que esses estudos revelem: 1) que tipo de exercício é necessário, 2) em que nível, intensidade e 3) com que frequência os melhores resultados serão alcançados. Embora muitos médicos acreditem que o exercício deva ser prescrito no início da doença de Parkinson e que ele possa produzir efeitos modificadores da doença ou benefícios neuroprotetores, essa ideia ainda não foi provada. O exercício parece oferecer benefícios motores e não motores, bem como benefícios para a saúde em geral. Por isso, é razoável considerar um programa de exercícios diários, mas lembre-se: se você não suar a camisa, provavelmente não contará!

Segredo nº 7: O exercício melhora o funcionamento cerebral.

* * *

"Eu tenho um cemitério favorito que sempre vou, porque é muito limpo e os médicos e enfermeiros são muito legais."
— Jarod Kintz

Há vários anos, ficamos alarmados com o número de relatos que estávamos recebendo de pacientes sobre as experiências negativas que tiveram no hospital. Decidimos investigar essas questões utilizando a rede internacional da National Parkinson Foundation Centers of Excellence. O que nós descobrimos foi surpreendente.

Hospitalização na Doença de Parkinson
Nosso grupo publicou uma série de três artigos que visam a identificar e sugerir melhorias no atendimento de internamento para o paciente de Parkinson. No primeiro artigo, o objetivo foi revisar a literatura e identificar as falhas da prática na gestão de internamento desses pacientes [102]. Nós estávamos interessados nessa questão geral de internação já que muitos especialistas citaram que os pacientes com doença de Parkinson normalmente apresentavam mais hospitalizações, quando comparados com a população em geral. Nosso grupo de trabalho revisou publicações provenientes dos últimos 40 anos. A maioria dos trabalhos citou os distúrbios motores como sendo o fator causal na maioria das internações e complicações [103, 104]. No entanto, outras condições também eram registradas como sendo a principal razão para o internamento. Estas incluíram complicações motoras, mobilidade reduzida, o uso inadequado de neurolépticos (drogas bloqueadoras de dopamina), quedas, fraturas, pneumonia e outros problemas médicos sérios. Havia muitas questões relevantes que foram identificadas e muitas eram evitáveis ou poderiam ser melhoradas. Medicamentos, dosagens e posologias específicas foram elementos críticos para o sucesso de pacientes com doença de Parkinson no hospital, mas não ficou claro se os funcionários do hospital estavam cientes desse problema.

Estava faltando a preparação da equipe em relação a medicamentos e administração de medicamentos, e havia pouco na literatura sugerindo que a mobilidade precoce e a prevenção de pneumonia por aspiração eram críticas, apesar do fato de que elas eram o assassino número um na doença de Parkinson. Concluímos que os programas educativos, recomendações e diretrizes estavam fazendo falta e que essas orientações provavelmente iriam salvar vidas, proporcionar uma redução de custos para o sistema de saúde e melhorar os resultados.

O Manejo do Paciente Hospitalizado
No segundo artigo, exploramos as práticas atuais e opiniões sobre o tratamento da doença de Parkinson (DP) do paciente no hospital, utilizando nossa rede de 54 Centros da National Parkinson Foundation (NPF) em todo o mundo [105]. Todos os centros tiveram que completar uma pesquisa on-line sobre a internação de pacientes com doença de Parkinson. Esses centros estavam entre um grupo de elite de instalações de cuidados do doente de Parkinson no mundo, entre estes, 43 centros eram tidos como centro de prestígio e excelência. Muitos centros relataram preocupação com a qualidade do atendimento específico que era fornecido aos pacientes da doença de Parkinson quando hospitalizados. As maiores preocupações incluíram a

regularidade de doses da medicação seguindo o calendário ambulatorial e da falta de compreensão da equipe do hospital sobre quais medicamentos podem piorar a doença de Parkinson. Surpreendentemente, poucos centros de excelência da NPF tinham uma política existente dentro de seu hospital primário que facilitava a comunicação imediata do médico e do paciente de Parkinson quando este estava internado no hospital.

Chocantemente, a notificação da hospitalização normalmente era relatada diretamente pelo paciente ou por um membro da família. Cerca de um terço dos centros relataram não saber sobre seu paciente ser hospitalizado, até esse paciente ir para a próxima consulta de rotina. Essas consultas normalmente ocorrem logo após a alta ou muitos meses após a alta. Acesso rápido ao atendimento ambulatorial estava faltando na maioria dos centros. A cirurgia eletiva, quedas, fraturas, infecções e confusão mental eram os motivos mais comuns para a internação.

Concluiu-se que havia uma necessidade de envolvimento de um especialista na doença de Parkinson, ou pelo menos um neurologista, quando os pacientes eram internados no hospital. A educação dos funcionários do hospital e dos médicos sobre o tratamento da doença de Parkinson, complicações e medicamentos que devem ser evitados é fundamental e precisa ser melhorada. Mais importante ainda, o acesso ambulatorial precisa ser melhorado de forma a evitar internações desnecessárias.

Fatores de Risco para Hospitalização
No terceiro artigo e o mais importante, procuramos identificar os fatores de risco que causam a internação hospitalar (sala de emergência (ER), visitas ou admissões) entre os pacientes com doença de Parkinson. Estes foram acompanhados pela National Parkinson Foundation Quality Improvement Initiative. A iniciativa foi modelada a partir de um esforço realizado por Gerry O'Connor no Centro Dartmouth Health Outcomes. Gerry teve uma ideia maluca, mas prática. Ele iria recolher uma página de dados uma vez por ano para todos os pacientes com fibrose cística e usar os dados para aferir como os centros estavam trabalhando para promover práticas melhores. A maioria dos cientistas líderes no meio viu essa abordagem como uma perda de tempo, energia e dinheiro. O registro, no entanto, pagou grandes dividendos e, com base em questões identificadas em toda a rede de centros de fibrose cística em todo o país, a idade média de um paciente com fibrose cística aumentou e agora os pacientes vivem até 10 anos a mais (de cerca de 28 a 38 anos de idade).

Joyce Oberdorf, o CEO da Fundação Nacional de Parkinson (NPF), contratou Gerry O'Connor para replicar o mesmo programa, mas para trabalhar com nossos especialistas para trazer a ideia para a doença de Parkinson. Joyce contratou um jovem talento e gênio de dados da Universidade de Harvard e da Universidade de Cornell, chamado Peter Schmidt. Peter estava com vontade de ajudar as pessoas depois de uma carreira de sucesso como um banqueiro de investimentos. Peter, junto com Andy Siderowf da Universidade da Pensilvânia, Marcos Guttman de Markham, em Toronto, e John Nutt, da Universidade de Oregon, ajudou a organizar um grupo de céticos clínicos-cientistas para a National Parkinson Foundation Quality Improvement Study [77].

Os dados iniciais da iniciativa renderam 3.060 pacientes, e chocantes 1.016 (33%) tiveram uma internação no primeiro ano. Destes, 49% tinham um acordo de readmissão no segundo ano.

Aqueles que não foram internados no primeiro ano do estudo tinham um risco 25% da nova hospitalização no segundo ano.

Os dados do estudo foram avaliados pela nossa jovem estudante australiana, Anhar Hassan, que está agora na Clínica Mayo, em Rochester, Minnesota. Surpreendentemente, o que mais nos chamou a atenção foi que os pacientes tiveram taxas muito elevadas de hospitalização (visitas de emergência ou admissões) e que essas internações foram associadas com: doença mais avançada, pacientes com mais comorbidades (por exemplo, hipertensão, doenças do coração, problemas pulmonares etc.), e com um tempo prolongado no teste timed up and go test, que consiste em levantar de uma cadeira, caminhar 10 metros e retornar para a cadeira. A qualidade de vida foi pior para os internados, e não surpreendentemente houve uma maior sobrecarga para o cuidador. Tal como no estudo de O'Connor da fibrose cística, alguns centros tiveram melhor desempenho do que outros, o que sugere que pode haver melhores maneiras de aperfeiçoar o tratamento e prevenir a hospitalização.

Evite estas Drogas na Doença de Parkinson
Quando o paciente está dentro ou fora de um hospital, é importante compreender quais drogas devem ser evitadas em doentes com doença de Parkinson. Um bom amigo meu e muito experiente sênior neurologista Ed Steinmetz de Ft. Meyers, na Flórida, apontou-me uma lista de tais drogas que foi recentemente publicada no boletim Public Citizen. Nessa abordagem, foram listadas todas as drogas associadas com um sintoma confirmado ou não confirmado de doença de Parkinson ou parkinsonismo. Pacientes e familiares confrontados com uma simples "lista de medicamentos" podem falsamente concluir que a maioria dos medicamentos é ruim para a doença de Parkinson ou até mesmo pensar que qualquer medicamento pode causar parkinsonismo. Esse conceito é, em geral, incorreto. Embora a abordagem seja bem-intencionada, ainda é necessária uma grande revisão, uma vez que a doença de Parkinson é demasiada complexa para ser resumida por uma simples lista.

É bem sabido que as drogas que bloqueiam a dopamina agravam a doença de Parkinson, enquanto que a terapia de reposição de dopamina (carbidopa/levodopa, Sinemet, agonistas da dopamina) pode melhorar os sintomas. Um dos grandes problemas que muitos doentes de Parkinson enfrentam é a psicose (alucinações, ilusões e mudanças comportamentais, tais como paranoia). Como alguém concomitantemente pode administrar a terapia de substituição da dopamina, na qual pode, em alguns casos, induzir psicose, enquanto que, ao mesmo tempo, são administradas drogas bloqueadoras de dopamina com o intuito de reduzir a psicose? Será que as drogas se anulam?

Existem dois bloqueadores de dopamina, que em geral não anulam a substituição da dopamina, por conseguinte, não agravam a doença de Parkinson. Uma é a quetiapina (Seroquel) e a outra é a clozapina (Clozaril). Clozapina é a mais poderosa das duas drogas, mas exige monitoramento semanal com exames de sangue. Outros fármacos dopaminérgicos típicos de bloqueio, também referidos como os neurolépticos (por exemplo, Haldol), podem agravar a doença de Parkinson. Todos os pacientes da doença de Parkinson e os médicos devem estar cientes de que essas duas drogas são o tratamento preferido para a psicose, dentro ou fora do hospital.

Os pacientes podem não estar cientes de que alguns medicamentos normalmente utilizados para condições como dores de cabeça ou falta de motilidade gastrointestinal podem também bloquear a dopamina e concomitantemente agravar a doença de Parkinson ou, alternativamente, resultar em parkinsonismo (sintomas semelhantes aos de Parkinson). Essas drogas incluem prochlorperazine (Compazine), prometazina (Fenergan) e metoclopramida (Plasil, Emetic, Vomix etc.). Esses fármacos devem ser evitados. Além disso, os fármacos que destroem a dopamina, tais como reserpina e tetrabenazina, podem agravar a doença de Parkinson e devem ser evitados na maioria dos casos. Drogas de substituição que não resultam no agravamento podem ser utilizadas, e estas incluem ondansetron (Zofran) para náuseas e eritromicina ou domperidona para a motilidade gastrointestinal. Domperidona não está disponível nos EUA, mas pode ser solicitada em farmácias de manipulação.

Antidepressivos, ansiolíticos, estabilizadores do humor, drogas de substituição da tiroide e anti-hipertensivos são seguros no geral e não agravam a doença de Parkinson. Eles aparecem comumente em listas de medicamentos proibidos, incluindo os fornecidos pela Public Citizen, mas não se deixe enganar. Ocasionalmente, existem reações que conduzem a um agravamento da doença de Parkinson, mas estas são ocorrências muito raras. O maior problema é as interações medicamentosas. A interação mais comumente encontrada entre drogas na doença de Parkinson é a mistura de um inibidor de MAO-B (Selegline, Rasagiline, Azilect, Xilopar, Selegilina Cloridrato solúvel), com um medicamento para dor como a meperidina (Demerol).

Além disso, inibidores de MAO-A (por exemplo, pirlindole) não devem ser tomados com antidepressivos. Deve-se ter em mente que, em casos raros, misturar um antidepressivo com outra classe de medicamentos pode, em selecionados casos, resultar em uma síndrome serotoninérgica (aumento da frequência cardíaca, tremor, sudorese, pupilas grandes, fasciculação muscular e reflexos hiperativos). As MAO-B, em quase todos os casos, são seguras para serem tomadas concomitantemente com antidepressivos, apesar de muitos farmacêuticos questionarem o potencial de interação e recusarem-se a aceitar as receitas. Essa recusa deve ser questionada pelo seu médico.

A abordagem da lista dos piores comprimidos na doença de Parkinson e parkinsonismo precisa de uma reavaliação crítica. Uma abordagem mais refinada tomaria em consideração as complexidades da doença de Parkinson e apreciaria que com orientação médica e com poucas exceções a maioria dos medicamentos pode ser administrada com segurança e eficazmente na doença de Parkinson e parkinsonismo. Inclusive, muitas medicações que são vendidas sem prescrição médica e dizem "proibido uso na doença de Parkinson" [19].

Consciência na Campanha dos Cuidados
A NPF utilizou toda a informação sobre a hospitalização e sobre as piores drogas na doença de Parkinson e alimentou um esforço para ajudar os pacientes hospitalizados. O problema que a NPF encontrou foi que os pacientes não podiam depender de cada hospital e de cada funcionário do hospital para entender o que se deve fazer e o que não se deve fazer na gestão da doença de Parkinson. A ideia foi criar um kit muito parecido com a mala que as grávidas usam para ir ao hospital na hora do parto. O kit tem tudo o que é necessário para sobreviver à hospitalização.

O kit é grande o suficiente para embalar os seus medicamentos e também inclui vários elementos críticos:

1- Um plano de ação hospitalar para informá-lo sobre como se preparar em caso de hospitalização;

2- Um bracelete de identificação da doença de Parkinson;

3- Um cartão de alerta médico;

4- Um formulário com as medicações de uso;

5- Um formulário contendo suas informações para ser entregue aos funcionários do hospital para ser aderido ao seu prontuário;

6- Lembretes escritos "Eu tenho a doença de Parkinson" para entregar aos seus cuidadores;

7- Um cartão de agradecimento aos funcionários que proveram um cuidado de alta qualidade no cuidado do doente de Parkinson.

Esse kit reforça a simples ideia de que o paciente de Parkinson precisa da medicação correta na hora certa em todos os horários e que muitas das medicações normalmente utilizadas no hospital podem piorar a doença de Parkinson.

Os segredos que vão fazer sua estadia no hospital ser menor e que potencialmente irão melhorar sua condição são:

- Erros que podem ser prevenidos no hospital, salvam vidas;

- Você e sua família devem assumir o papel do "advogado";

- Você e sua família devem educar todos os funcionários e médicos que estiverem em contato;

- Você deverá enfatizar que o paciente com Parkinson necessita da medicação na hora certa todas às vezes;

- Você deverá entender que os sintomas da doença de Parkinson pioram com a privação do sono, stress, infecções e anestesias/cirurgias;

- Esteja preparado para hospitalizações não planejadas, já que as porcentagens mostram que isso poderá acontecer mais cedo ou mais tarde.

Segredo nº 8: Esteja preparado para hospitalização.

* * *

"'Não há necessidade de ficção na medicina', observa Foster... 'para os fatos sempre haverá qualquer coisa que você gosta'."
— Sir Arthur Conan Doyle

A primeira pergunta que um paciente pede no consultório é sobre seus sintomas, mas a última e mais sincera é sobre a pesquisa. "Doutor, por onde anda a investigação?"

As pesquisas sobre a doença de Parkinson recentemente têm expandido com milhares de investigadores de renome em todo o mundo. Eles estão todos excitantes seguindo novas pistas. Nas últimas duas décadas, temos aprendido mais sobre a doença de Parkinson do que no período intermediário entre a primeira descrição em 1817 e a introdução da terapia de reposição de dopamina. Agora entendemos que Parkinson não é apenas uma doença. Parkinson é na verdade uma síndrome composta de um conjunto de manifestações clínicas semelhantes, tais como tremor, dificuldade para andar, diminuição da escrita e que esses sintomas ocorrem em um grande grupo de pacientes que se apresentam a seus médicos para um diagnóstico e tratamento. A síndrome é complexa e tem múltiplas causas.

O primeiro objetivo na pesquisa será para melhor entender e separar essas causas. Importante para esse esforço será dissecar as alterações que ocorrem a nível celular (isto é, ciência básica), nos tecidos (isto é, a patologia, proteínas e como elas são processadas), nos circuitos do cérebro (fisiologia) e no DNA (ou seja, a genética). As alterações em cada uma dessas áreas serão importantes para desvendar o mistério da doença de Parkinson.

Uma vez que entendermos melhor o que causa a doença de Parkinson, podemos assim identificar potenciais alvos de tratamento e novas abordagens. Alvos para a terapia podem incluir uma célula com mau funcionamento ou grupo de células, de um gene, uma proteína, uma acumulação da proteína, ou pode até mesmo de um circuito neural inteiro. Cada abordagem de tratamento deve oferecer uma terapia que visa a melhorar diretamente os problemas fundamentais e principais subjacentes à doença de Parkinson e seus sintomas consequentes.

Um equívoco comum entre os pacientes com doença de Parkinson é pensar que os tratamentos sintomáticos, as terapias modificadoras da doença e as curas são todos iguais. Cada abordagem tem importantes diferenças e cada uma deve ser separada. Um tratamento sintomático trata de uma manifestação da doença (por exemplo, substituição de dopamina ou a estimulação cerebral profunda para tratar tremor, rigidez, lentidão). Um tratamento modificador da doença seria alvo de retardar a progressão da doença de Parkinson. Em contraste, uma cura levaria à erradicação da doença. Atualmente, temos muitos tratamentos sintomáticos: medicamentosos, cirúrgicos e comportamentais, mas não terapias modificadoras da doença e nem a cura [19]. Essa realidade levanta a questão: o que é preciso para levar-nos no caminho para a cura?

A Abordagem Genética
Percorremos um longo caminho desde que James Watson e Francis Crick descobriram a estrutura em dupla hélice do DNA, em 1953. A genética e os testes genéticos tornaram-se

amplamente disponíveis e tem havido uma corrida para identificar todos os genes possíveis da doença de Parkinson. Confirmamos que 5 a 10% das pessoas diagnosticadas com a doença de Parkinson terão uma anormalidade identificável dentro do seu DNA. Essas alterações no código genético, na maioria dos casos, podem ser confirmadas por um simples teste sanguíneo. As atuais anomalias de DNA são o que temos descoberto hoje. No entanto, poderão haver muitas mutações genéticas descobertas em um futuro próximo. A genética tem fornecido pistas importantes para as potenciais causas subjacentes da doença de Parkinson.

Por exemplo, uma mutação no gene que codifica a proteína alfa-sinucleína (SNCA) vai levar a uma forma específica da doença de Parkinson. Essa observação mostrou ser vital para o campo e tem implicações para além das formas genéticas da doença de Parkinson. A acumulação da proteína no cérebro tem sido consistentemente observada em todos os casos de doença de Parkinson, por conseguinte, a capacidade para identificar a sua origem a um único defeito genético tem sido uma descoberta crítica. Houve outros genes, tais como PARKIN, LRRK2 e PINK1, que têm sido associados com o desenvolvimento da doença de Parkinson e todos esses genes apontaram para que os cientistas entendessem os mecanismos possíveis subjacentes da doença e também para obterem potenciais alvos terapêuticos.

Sergey Brin, um dos cofundadores da gigante da internet Google, mudou o mundo da genética da doença de Parkinson de uma forma profunda. Agora, você pode se perguntar como um jovem programador de computadores pode mudar todo o campo de neurogenética e testes genéticos para uma geração de pacientes? A história, como se vê, é muito pessoal. Depois de uma visita à Universidade de Maryland, Brin descobriu que sua mãe Eugenia estava com a doença de Parkinson. Após essa revelação, Brin se submeteu a um teste genético. Seu exame revelou uma pequena mutação no código genético conhecida como a mutação LRRK2. LRRK2 é atualmente a forma genética mais comum da doença de Parkinson. Seguindo seu próprio teste genético, Brin ficou famosamente citado como dizendo que ele considera que seu próprio código genético não é diferente do que um código de computador. Se ele é falho, só precisamos corrigi-lo. Brin e sua mulher abriram uma empresa chamada 23andMe, e essa empresa tem oferecido em grande escala o teste genético para a doença de Parkinson, mas sem o aconselhamento genético. O aconselhamento genético é normalmente fornecido por profissionais treinados, que explicam aos pacientes e familiares sobre as implicações nas suas vidas que desmascarar uma mutação genética subjacente pode proporcionar. Você viveria sua vida de forma diferente se soubesse que estava destinado a sofrer de uma doença devastadora?

A falta de aconselhamento genético da empresa 23andMe desencadeou uma controvérsia global. A necessidade do aconselhamento pode ser ilustrada por um episódio ocorrido em outra doença neurológica, de Huntington, e um par de irmãs chamadas Wexlers. A história começou quando o pai de Wexler foi diagnosticado com a doença de Huntington. Junto com a família de Woody Guthrie, eles começaram um movimento no final dos anos 1960 para arrecadar dinheiro para pesquisa. Esse movimento resultou na fundação para doença hereditária (Hereditary Disease Foundation). Através do financiamento de Wexler e dos serviços de cientistas de todo o mundo, o gene da doença de Huntington foi identificado em 1984 por James Gusella, pesquisador da Massachusetts General Hospital.

A forma como a doença de Huntington funciona é: se você tem um dos pais com o problema, o risco de doença é de 50%, ou uma em duas chances. Essas estatísticas refletem o que é conhecido como herança autossômica dominante. Em doenças autossômicas dominantes você só precisa herdar uma cópia de um gene anormal para ter a doença. Como as irmãs estavam em risco e o gene tinha sido descoberto, as duas mulheres tinham que decidir se queriam ou não ser testadas.

A maioria das pessoas supõe que com a disponibilidade de um teste genético, 100% de uma população iria optar por realizá-lo. Na realidade, uma vez que pacientes e familiares se sentam com um conselheiro genético e analisam as implicações de desmascarar o seu estado de genes, cerca de 50% dos pacientes irão tomar uma decisão consciente de não ser testado. Então, o que as irmãs decidiram? Alice, a historiadora da Universidade da Califórnia, foi testada e descobriu ser gene negativa. Nancy, a pesquisadora da doença de Huntington, ainda tem de ser testada. Ironicamente, Nancy era, e continua sendo, parte da equipe de pesquisa envolvida na descoberta e na pesquisa genética do gene da doença de Huntington, tanto nos Estados Unidos quanto em Maracaibo, Venezuela. Nancy passou a maior parte dos últimos 30 anos indo para a ilha de Maracaibo para estudar a maior população no mundo de pacientes com a doença de Huntington [106]. Uma das mais fortes emoções em minha carreira foi acompanhar Nancy e Anne Young, presidente do Departamento de Neurologia do Massachusetts General Hospital, em uma dessas visitas.

As pesquisas na doença de Parkinson tiveram dois lados de pensamento a respeito de como abordar a "cura". A metodologia da Google tem sido em abordar a maior quantidade de informação focada na genética. Brin e seus colegas acreditam que, se eles coletarem DNA suficiente, assim obterão mais informações sobre os que sofrem da doença de Parkinson, dessa forma os problemas e soluções irão surgir naturalmente.

Essa filosofia está em marcante contraste com a tradicional abordagem de pesquisa na doença de Parkinson, que é baseada no método científico. Faça perguntas importantes e formule hipóteses testáveis. Testar as hipóteses e manter o impulso por avançar com mais perguntas e mais hipóteses. A vantagem para o método científico é que ele é mais direto e mais focado. Só o tempo dirá qual abordagem irá ser melhor para a doença de Parkinson e é possível que ambas sejam importantes na formação dos horizontes para novas pesquisas.

Hoje em dia, mais e mais pacientes de Parkinson e familiares recebem a triagem genética, e melhorias na tecnologia continuam a ser feitas. Um desenvolvimento muito interessante tem sido o do prêmio de US$ 10 milhões, o X Prize Foundation Archin, que era para ser atribuído à primeira equipe que construísse um dispositivo e usasse-o para a sequência de 100 genomas humanos em um período de 10 dias ou menos. O prêmio ainda não foi ganho, mas o sequenciamento do genoma completo é agora possível, e os custos e técnicas continuam a ser refinados. Pacientes com alto poder aquisitivo agora podem pagar para ter uma cópia de seu código genético completo. Então, para acrescentar a discussão ética da existência, agora você pode considerar se você quer que seu DNA seja testado para todas as doenças já conhecidas.

Há uma inversão complicada nessa história. Só porque você tem um gene não significa que você vai ter uma doença. O campo da genética moderna é muito mais complexo do que imaginava

Gregor Mendel em 1850, quando ele estava cruzando e fazendo plantas de ervilhas híbridas. Uma pessoa pode realmente ter um gene, mas não desenvolver a doença. Esse fenômeno alucinante significa que ter um defeito no gene confere um risco que é, na verdade, variável e menos de 100%. O futuro da genética terá de incluir informações sobre quais são as potenciais causas ambientais que podem transformar o seu DNA em ativo ou desativo. Judith Stern, da Universidade da Califórnia, cunhou a frase: "os genes carregam a arma, e o ambiente puxa o gatilho." Na doença de Parkinson, há agora uma corrida para identificar causas ambientais que podem transformar seu DNA em ativo ou desativo.

Então, vamos imaginar hipoteticamente que se queira curar a forma genética mais comum da doença de Parkinson, o LRRK2 ou gene da quinase rica em repetição de leucina tipo 2. Esse gene codifica uma proteína designada dardarina. Dardarina é a palavra básica para o tremor, embora ironicamente nem todos os pacientes de Parkinson com LRRK2 realmente têm tremor. As pessoas com a mutação LRRK2 no seu DNA têm um risco aumentado para a doença de Parkinson e doença de Crohn, uma desordem gastrointestinal. Acredita-se que mutações no LRRK2 podem levar a uma perda da função de células do seu corpo e, eventualmente, a morte celular. Portanto, qualquer método de cura teria que tentar frear a morte celular.

Existem várias abordagens promissoras para parar a morte celular relacionada ao LRRK2. Essas abordagens têm incluído um paradigma de terapia direta ao gene (por exemplo, a inserção de células saudáveis de LRRK2), visando ao LRRK2 ou seus produtos de proteína através de drogas ou fatores tróficos, ou, alternativamente, visando a um efeito de LRRK2 com o objetivo de evitar a morte das células cerebrais. Devido ao LRRK2 ser um gene que "perdeu a função", alguns investigadores acreditam que seria mais propício para a terapia genética, em contraste ao outro gene de Parkinson, a mutação PARKIN, no que leva a um "ganho de função" no interior das células do organismo.

Os Genes Carregam a Arma e o Meio Ambiente Puxa o Gatilho
Os pesticidas, agente laranja e os potenciais fatores de risco ambientais para o desenvolvimento da doença de Parkinson continuam a causar notícias. Pacientes e familiares podem ser confrontados por manchetes preocupantes sobre os produtos químicos e a doença de Parkinson, à maioria dos quais esses pacientes nunca foram nem serão expostos.

Dr. Samuel Goldman e Carly Tanner, do Instituto de Parkinson, em Sunnyvale, estudaram irmãos gêmeos veteranos da Segunda Guerra Mundial. Ao utilizar pares de gêmeos (metade eram gêmeos idênticos), os pesquisadores acabaram com a ideia do efeito da genética no desenvolvimento da doença de Parkinson. Um gêmeo de cada dupla tinha sido diagnosticado com a doença de Parkinson. Então foi coletada uma história cuidadosa sobre o trabalho e o hobby de cada paciente. As histórias na maioria dos casos eram contadas em primeira mão pelos pacientes e em segunda mão pelos cônjuges e irmãos. Um higienista ocupacional foi usado para ajudar a determinar a exposição de risco de cada um. Um higienista ocupacional é um profissional especificamente treinado que pode determinar de forma independente as exposições, perigos ou riscos em um ambiente de trabalho. O higienista, juntamente com os investigadores, examinou seis solventes e determinou que apenas o tricloroetileno (TCE) foi associado a um risco aumentado (6,1 vezes) de desenvolver a doença de Parkinson no homem. Além disso, os homens expostos ao TCE ou a outra substância química chamada PERC (tetracloroetileno) tiveram um risco 8,9 vezes maior de desenvolver a doença de Parkinson.

Curiosamente, o n-hexano, o xileno e o tolueno, que têm sido pensados como potencialmente associados com o desenvolvimento da doença de Parkinson, não apresentaram um risco aumentado nesse estudo. Todos os estudos de exposições ambientais devem ser interpretados com cautela, e os pacientes e familiares devem procurar os resultados dos vários relatórios de pesquisa, já que não há possibilidade de erro nesse tipo de estudo feito com base populacional [107, 108, 109].

Uma questão importante que os pacientes e familiares devem perguntar sobre o TCE é que tipo de trabalho pode levar a uma exposição ao TCE. A lista a seguir é sobre quais itens podem colocá-lo em contato com o TCE.

- Removedor de graxa.
- Fluido de máquina de escrever.
- Tintas.
- Produtos de limpeza para carpetes e removedores de manchas.
- Adesivos.
- Produtos para limpeza de peças de computador.
- Cafés descafeinados.
- Limpeza a seco.
- Plantas artificiais.
- Anestésicos dentro da sala de operação.

A seguinte lista mostra as ocupações que têm maior risco de exposição ao TCE:

- Eletricistas;
- Funcionários de lavanderia;
- Mecânicos industriais e funcionários de reparo;
- Funcionários do sistema de saúde.

Os pacientes e familiares devem apreciar que existe uma diferença entre a exposição aguda ao TCE e exposição crônica ao TCE. A exposição aguda, com uma dose elevada, parece deprimir o sistema nervoso central e pode levar a problemas respiratórios, arritmias cardíacas, coma e a uma série de outros problemas. A exposição aguda ao TCE também pode provocar um intenso prurido na pele. Quando falamos sobre a exposição ao TCE e a doença de Parkinson, estamos nos referindo a uma exposição crônica em longo prazo. A exposição crônica também tem sido associada com instabilidade postural, tonturas, dores de cabeça, perda de memória e muitos outros sintomas. O estudo atual realizado por Samuel Goldman sugere que o risco da doença de Parkinson pode ser acrescentado às sequelas potencialmente causadas pela exposição crônica ao TCE.

Pacientes e familiares também devem estar cientes de que os fatores de risco para a doença de Parkinson podem ser, inclusive, muitas exposições ambientais e não apenas ao TCE. Dana Hancock e seus colegas da Universidade Duke informaram recentemente que inseticidas e herbicidas, especialmente organoclorados e organofosforados, aumentam o risco de doença de Parkinson, mesmo em pessoas sem histórico familiar. Os pesticidas e os fatores de risco ambientais, por conseguinte, têm emergido como considerações importantes no desenvolvimento da doença de Parkinson [110, 111]. Pacientes, familiares e médicos devem estar cientes desses produtos químicos e avaliar os seus riscos para sua exposição [19].

Uma das áreas mais importantes e emergentes de pesquisa foi a interação entre os genes e o ambiente. Alguns pesquisadores chamam essa área de epigenética. Está se tornando claro que só porque você tem um gene não significa que você vai desenvolver uma doença. Da mesma forma, só porque você tem uma exposição ambiental, não significa que você vai ter a doença de Parkinson. A maioria dos cientistas acredita que é provável que mais de um fator seja necessário para precipitar a doença de Parkinson. Então, na verdade, os genes podem carregar a arma e o ambiente, ou outro fator desconhecido, pode puxar o gatilho.

A Abordagem com Células-Tronco

Um grande avanço científico no ano passado foi a capacidade dos cientistas em manipular as células da pele para que estas sejam reprogramadas para se tornarem o que é conhecido como células-tronco pluripotentes. Pluripotente significa que as células, uma vez geradas, ganham a capacidade para formar múltiplos tipos de célula diferentes do corpo. Como os cientistas conseguiram esse feito notável? Nos seus laboratórios, os cientistas induziram a expressão de vários fatores de transcrição, que codificam os mapas genéticos de qualquer indivíduo. Ao induzir esses fatores, eles podem gerar o que tem sido referido como células-tronco pluripotentes induzidas ou iPS de células-tronco.

Nas experiências iniciais, uma combinação de produtos químicos Oct4, Sox2, Klf4 e Myc foram usados para induzir uma transição de fibroblastos (células da pele) em células estáveis e de autorrenovação. Notavelmente, essas células se assemelham às células-tronco embrionárias. A capacidade de gerar células-tronco a partir de células da pele deve em grande parte acabar com os debates em torno do uso de embriões humanos para a pesquisa com células-tronco, o uso de embriões humanos raramente será necessário.

A reprogramação das células estaminais (células-tronco) foi demonstrada em uma ampla gama de tipos de célula, e que ultrapassa as células da pele. Várias técnicas mais recentes têm sido utilizadas para reprogramar as células de vários tecidos do corpo. Esses métodos têm incluído transferência nuclear, fusão celular, explante de células em cultura, e a transdução de células com vários fatores bem definidos e produtos químicos. O mecanismo molecular exato subjacente à reprogramação permanece incerto, mas é importante apreciar a descoberta crucial que os cientistas podem reprodutivelmente gerar células estaminais a partir de várias fontes, e podem reprogramá-las em vários tipos de célula.

As células iPS-tronco têm levantado a possibilidade e a esperança de curar a doença de Parkinson em pacientes e membros da família que vivem em todos os continentes. Poderia ser possível através dessa técnica de reprogramação de células gerarem células feitas sob medida e usá-las como neuroterapia? Recentes estudos com ratos e primatas revelaram que essas células podem ser fabricadas e transplantadas, em seguida, sobreviver e ajudar os sintomas da doença de Parkinson. Então, por que temos que esperar a cura com as células-tronco?

Há grandes obstáculos que devem ser ultrapassados para ir para a implementação clínica de produtos terapêuticos de células iPS-tronco. É fundamental que essas preparações sejam completamente puras e livres de células indiferenciadas, que podem ter o risco de formar tumores. O desafio mais importante será o desenvolvimento de técnicas para facilitar a aplicação precisa de células iPS em pacientes e a enxertia funcional dessas células para o complexo e circuitos apropriados na doença de Parkinson. Os cientistas estão agora começando a compreender que os circuitos dos gânglios da base motores e não motores são tão elaborados e tão complexos que simplesmente transplantar células em um ou mais pontos não será o suficiente para a cura.

Há, no entanto, algumas aplicações diretas e imediatas de células iPS para a investigação da doença de Parkinson. Melhorias na triagem de alto rendimento de drogas usando células iPS podem permitir a identificação de compostos que possam ser utilizados como medicamentos para tratar os sintomas da doença de Parkinson.

A Abordagem da Terapia Viral
Uma pergunta comumente feita pelos doentes de Parkinson é: "O que é a terapia gênica?" A terapia gênica consiste em colocar a informação genética (DNA) dentro das células e dos tecidos dos seres humanos com a doença de Parkinson. Na forma mais pura, uma peça defeituosa do genoma é substituída por uma nova cópia. A parte mais interessante da história evolutiva da terapia gênica tem sido a utilização de um vírus como vetor para transportar a informação genética para o cérebro. Os vírus podem ser desativados e com segurança serem utilizados para esse fim, e podem ser marcados com um ou outro material genético ou neurotrofinas. Neurotrofinas são uma família de proteínas que induz a sobrevivência, desenvolvimento e bom funcionamento das células cerebrais.

Houve três estudos importantes com terapia gênica ou de neurotrofinas em seres humanos com a doença de Parkinson. O primeiro estudo teve como objetivo entregar aminoácido descarboxilase e foi patrocinado por uma empresa chamada Avigen. A enzima cerebral, aminoácido descarboxilase, aumenta a eficácia dos medicamentos de substituição dopaminérgicos, tais como levodopa (Sinemet ou Madopar). Essa terapia foi destinada a melhorar os sintomas motores, reduzindo as doses de medicação e reduzindo os efeitos colaterais. No primeiro estudo, houve uma leve melhora, mas a terapia ficou aquém do seu potencial estimado. No entanto, provou-se ser segura [112].

O segundo grande estudo usou Neurturin, uma proteína que pode reparar e resgatar células de dopamina no cérebro [113]. A empresa Ceregene forneceu o Neurturin. Neurturin pertence à mesma família de proteínas das células de fator neurotrófico derivado da glia (GDNF), a qual foi outra terapia gênica que teve resultados decepcionantes na doença de Parkinson, como mostrado em um recente estudo patrocinado pela Amgen. O estudo da Neurturin, assim como o julgamento do GDNF, foi negativo, mas os investigadores estão atualmente repetindo o estudo, pois eles acreditam que a neurotrofina foi inserida em um local subótimo.

O último estudo com terapia gênica foi focado em uma enzima chamada ácido glutâmico descarboxilase (GAD) e foi patrocinado pela Neurologix. Michael Kaplitt, Matt Durante e seus colegas da Universidade de Cornell publicaram na revista Lancet, em 2007, a "Segurança e tolerabilidade da terapia gênica com um vírus adeno-associado (AAV) transmitido para o gene GAD para a doença de Parkinson: um estudo aberto, de fase I de ensaios".

O núcleo subtalâmico (STN) é uma estrutura do cérebro que libera um produto químico chamado glutamato em outra estrutura do cérebro chamada globo pálido. Muitos esquemas de tratamento se concentram no controle ou na neuromodulação da saída da região do STN. Tal abordagem tem sido a inserção de um eletrodo dentro do cérebro e a introdução de energia, para mudar o padrão de disparo que emana das células do STN (estimulação cerebral profunda). Kaplitt e colaboradores desenvolveram uma abordagem alternativa e inovadora, utilizando terapia gênica; eles alteraram o STN como núcleo excitatório para ser um núcleo quimicamente inibitório.

O que eles propuseram foi muito inteligente. Mediram a segurança, tolerabilidade e efetividade preliminar da "transferência do gene ácido glutâmico descarboxilase (GAD) com vetores adeno-associado (AAV) para o STN de pacientes com doença de Parkinson." O estudo original tinha apenas 11 pacientes e o grupo escolhido foi semelhante ao tipicamente escolhido para passar pela estimulação cerebral profunda (com menos de 70 anos de idade, com flutuações motoras on-off relacionadas à medicação e apenas um mínimo de disfunção cognitiva). O resultado mais importante foi que não houve eventos adversos relacionados com a terapia gênica. Melhorias significativas nos escores motores dos pacientes também foram vistos, mas os resultados não foram da magnitude que seria necessária para balançar o campo.

A variação nos escores motores foi semelhante à que foi observada após a estimulação cerebral profunda, apesar de que um acompanhamento de longo prazo será necessário. Muitos especialistas acreditam que a terapia gênica tem que passar por mais testes, já que os resultados com a estimulação cerebral profunda proporcionam excelentes benefícios em um mesmo grupo de pacientes. Análises preliminares mostraram benefício (semelhante à estimulação cerebral profunda), sendo predominantemente na função motora e não em áreas não motoras ou nos sintomas resistentes ao levodopa, como sono, depressão, marcha, equilíbrio, comunicação etc. Ninguém sabe se alterar a função de excitação do núcleo para uma função inibitória irá afetar a aprendizagem, mas este é um ponto que vai exigir um acompanhamento [114, 115, 116].

A constatação mais importante do estudo Kaplitt foi que a terapia gênica foi usada com sucesso em humanos com a doença de Parkinson e que esse sucesso pode abrir as portas para futuras terapias de genes, bem como para as terapias de combinação (genes mais células-tronco, genes mais medicamentos ou genes além de estimulação cerebral profunda).

As três abordagens de terapia gênica e fatores tróficos publicados foram maneiras inteligentes para lidar com os sintomas incapacitantes na doença de Parkinson. O que será necessário para que a terapia gênica leve à cura? Em última análise, precisamos entender melhor o alvo necessário e o tipo de paciente que irá tratar com essa abordagem. Vamos precisar de um alvo que, se modificado, irá deter a progressão da doença de Parkinson e teremos de entregar o gene e/ou fator trófico suficientemente cedo à doença para poder fazer a diferença para o paciente.

A Abordagem da Interferência do RNA

A interferência do ácido ribonucleico (RNA), também conhecida como siRNA, é uma classe de moléculas de cadeia dupla de RNA que podem interferir ou promover a expressão de um gene em particular. A técnica de interferência pode ser utilizada para determinar a função de um gene em particular e também para desenvolver novos alvos para a terapia medicamentosa. Seu código genético é composto de quatro nucleotídeos (moléculas que formam o DNA e RNA): adenina, guanina, citosina e timina. Esses quatro nucleotídeos são cuidadosamente ordenados e são transcritos em algo chamado RNA. O RNA é então transcrito para produzir as proteínas do corpo. A tecnologia de siRNA foi concebida como um meio de usar cadeias duplas de RNA para alterar a expressão do seu DNA.

A técnica de siRNA foi primeiramente descrita em Londres pelo laboratório de David Baulcombe, que se concentrou no momento de splicing (remoção de fragmentos de um RNA recém-sintetizado) de genes em plantas. Baulcombe não tinha ideia de quão importante essa técnica se tornaria. Mais tarde, Thomas Tuschl publicou um artigo na revista Nature introduzindo a técnica aos mamíferos e, instantaneamente, com essa publicação única, o campo adquiriu uma nova ferramenta terapêutica promissora. Hoje, há uma grande esperança de que essa técnica seja aplicada em muitas doenças. Houve tentativas recentes de uso de siRNA para tratar a degeneração macular, o vírus Ebola e outras doenças. Até o momento, no entanto, essa tecnologia não tem provado ser suficientemente sólida para as condições humanas e alguns problemas surgiram, como reações imunológicas (por exemplo, o seu corpo atacando a si mesmo), o que pode acidentalmente acontecer pela introdução de siRNA.

Curiosamente, na degeneração macular, as siRNAs foram concebidas para atacar o gene responsável pelo crescimento dos vasos sanguíneos, também conhecido como angiogênese. Os pesquisadores descobriram que as siRNAs foram eficazes não por causa de um efeito direto contra o gene, mas sim devido à própria resposta imune do corpo. Estudos futuros precisarão levar esse fator em consideração.

No Ebola, as conclusões preliminares têm sido mais dramáticas e muito mais promissoras. Pesquisadores da Universidade de Boston acreditam ter descoberto uma técnica usando siRNA que pode vir a ser o primeiro tratamento para esse vírus devastador. Testes preliminares em primatas têm sido promissores, e vai ser interessante ver como siRNA funciona quando aplicada ao próximo surto de Ebola [117, 118, 119].

Converter a siRNA em uma terapia para a doença de Parkinson tem, no entanto, provado ser um desafio. Quando siRNA foi utilizada para segmentar o gene que leva à sobre-expressão de alfa-sinucleína na doença de Parkinson, não houve os efeitos positivos esperados. A siRNA tem confundido pesquisadores da doença de Parkinson em algumas áreas críticas, como: qual é a melhor maneira de realizar a terapia, qual alvo deverá ser utilizado e quais efeitos colaterais inesperados e imprevistos podem ocorrer fora do alvo (fora do alvo refere-se a consequências indesejadas em outras células e tecidos). Se os pesquisadores desenvolverem melhores formas de aproveitar a terapia siRNA, poderá ser um tratamento sintomático muito poderoso ou até mesmo a cura para algumas das formas genéticas da doença de Parkinson.

A Abordagem Optogenética

Francis Crick, um dos cientistas mais famosos da nossa geração, descreveu uma estrutura de dupla hélice que é agora conhecida como o DNA humano (ele publicou essa descoberta em 1953, com seu colega James Watson). Em 1970, Crick discutiu na Scientific American uma lista de desejos para novas descobertas, incluindo o uso de luz para o controle de células humanas. A ciência da luz e a terapia da luz já foram consideradas um tanto "loucas e absurdas". No entanto, as recentes descobertas no início do século XXI mudaram dramaticamente esse ponto de vista. Graças a alguns cientistas muito inteligentes, um novo campo chamado optogenética nasceu, e no ano passado desenvolveu-se como uma das áreas mais importantes do Parkinson e também da ciência.

O que é optogenética? "Opto" refere-se à colocação de luz sobre o cérebro para ativar os canais e/ou enzimas, que acabaram por alterar a atividade das células cerebrais. A técnica é específica e tem o potencial de ativar ou desativar os padrões de atividade das células nativas do cérebro. Além disso, a atividade celular cerebral pode ser manipulada em intervalos precisos de milissegundos. A fonte de luz de fibra óptica pode ser colocada sobre o crânio ou profundamente no interior do cérebro.

A parte genética de optogenética utiliza um sistema simples de transportador viral para entregar genes ao cérebro. O mais importante desses fornecimentos genéticos tem sido a opsina, que é uma das estruturas que pode ser ligada pela luz. A opsina mais conhecida e mais usada para essa tecnologia é a channelrodopsina-2. Essa opsina foi derivada por cientistas baseada em um sistema de algas. Com um raio de luz inserido sobre a alteração genética (opsina), os cientistas puderam entender conversas internas do cérebro (atividade celular). A técnica permitiu que os investigadores se movessem além das clássicas manipulações genéticas em modelos animais e obtivessem maior especificidade em seus experimentos.

Alexxai Kravitz e colegas do grupo pioneiro em optogenética da Universidade de Stanford publicaram um importante artigo sobre a doença de Parkinson na revista Nature Medicine [120]. Os autores foram capazes de demonstrar que a optogenética poderia piorar ou melhorar um modelo animal de parkinsonismo. Os pesquisadores realizaram um experimento simples, em que eles manipularam as bem estabelecidas vias diretas e indiretas dos gânglios basais, que são bem conhecidas pela gênese da doença de Parkinson. Os autores relataram:

> "O controle optogenético de células das vias direta e indireta em neurônios espinhosos médios, conseguido através de uma expressão viral de channelrodopsina-2 em camundongos. A excitação da via indireta dos neurônios espinhosos médios provocou um estado de parkinsonianos, ocorrendo um aumento de bradicinesia e diminuindo problemas de iniciação de marcha. A ativação da via direta dos neurônios espinhosos médios reduziu o congelamento de marcha e melhorou a locomoção."

Um mês antes desse artigo da Nature, Bass e seus colegas da Universidade de Wake Forest descreveram uma abordagem optogenética para controlar a liberação de dopamina [121]. A partir dessas publicações, um grande número de trabalhos na doença de Parkinson tem aparecido.

A ativação dos circuitos cerebrais usando tanto a luz quanto a genética evoluiu a partir de um sonho de ficção científica, tornando-se realidade. A técnica provavelmente será aperfeiçoada ao longo da próxima década e isso terá um enorme potencial para desbloquear pistas importantes subjacentes à doença de Parkinson. A optogenética também pode abrir novas possibilidades terapêuticas. A tecnologia vai ajudar-nos a ver uma luz sobre essas comuns e incapacitantes doenças neurodegenerativas, bem como poderá ser aproveitada ou combinada com células-tronco ou outras terapias, assim levando-nos a uma cura ainda desconhecida. É provável que, no futuro próximo, a channelrodopsina-2 seja inserida em tipos específicos de células no cérebro do Parkinson, sendo assim uma nova esperança para uma terapia sintomática poderosa. Também é provável que o fundador do optogenética, Karl Deisseroth, um dia receba o Prêmio Nobel.

Segregação e Vias de Degradação de Proteínas

Os cientistas têm se referido às vias que conduzem à doença de Parkinson, coletivamente, como uma cascata neurodegenerativa. Em termos muito simples, o cérebro precisa processar as proteínas, a fim de executar funções diárias. Durante a cascata degenerativa, as proteínas são marcadas com uma substância chamada ubiquitina e são dirigidas por compactadores de lixo do cérebro, chamados proteossomas. Durante o processo, as proteínas podem também se desestruturar, se agregar ou acumular. Alguns pesquisadores acreditam que uma estratégia de cura em potencial seria simplesmente direcionar a cascata neurodegenerativa e alterá-la antes da desestruturação e agregação. Vários compostos e abordagens de terapia gênica estão atualmente em desenvolvimento para resolver essa questão.

A Abordagem de Rastreio de Drogas de Alto Rendimento

Os avanços na compreensão das células e da genética da doença de Parkinson têm feito com que haja uma pesquisa maior na seleção de medicamentos. A forma como essa técnica funciona é surpreendentemente simples. Um pesquisador identifica em particular uma célula, uma proteína, um gene ou um elemento de interesse. A placa de microtitulação é então utilizada. Essas placas têm milhares de pequenos compartimentos chamados poços, e os poços podem ser preenchidos com um elemento escolhido pelo pesquisador de Parkinson. Um robô pode então aplicar diversos fármacos ou agentes terapêuticos potenciais para cada poço. Muitos desses fármacos aplicados já são aprovados pela FDA para outros usos, portanto, se for necessário, estes já podem ser imediatamente utilizados em pacientes. O pesquisador então olha através dos poços à procura de uma interação ou uma indicação de uma reação positiva antecipada para a combinação. Uma alta seleção de fármacos utilizando sistemas automatizados modernos deve tornar a tarefa de procurar por drogas da doença de Parkinson mais rápida e mais eficiente.

No entanto, há alguns problemas com essa abordagem. Primeiro, só porque um achado é identificado não significa que isso se traduzirá em uma terapia segura e eficaz para pacientes com doença de Parkinson. Em segundo lugar, para testar cada droga na doença de Parkinson serão necessários diversos estudos clínicos que requerem milhares de pacientes e dezenas de milhões de dólares. Finalmente, cada achado pode ter especificidade para certas formas genéticas ou de outro tipo de doença de Parkinson, e é possível que não seja amplamente aplicável para todas as pessoas com sintomas de Parkinson. Um grande desafio para o rastreio de alto rendimento será o advento de um sistema de conduta eficiente que trará novas drogas de Parkinson mais rapidamente para o mercado.

Estudos Exploratórios na Neuroproteção na Doença de Parkinson

Estudos de neuroproteção exploratórios na doença de Parkinson (NET-PD) foram introduzidos há muitos anos pelo Instituto Nacional de Saúde, como um consórcio de vários centros a fim de testar terapias promissoras para a doença de Parkinson. O meu colega e amigo próximo Ramon Rodriguez é um dos coordenadores na Universidade da Flórida, e ele me ensinou como funciona esse processo. NET-PD foi desenhado para avaliar as abordagens farmacológicas para retardar a progressão da doença. Até o momento, o consórcio tem se esforçado para testar coenzima Q10, GPi-1485, minociclina e a creatina. Cada um desses quatro compostos tive uma grande quantidade de investigação para apoiar os potenciais benefícios positivos na doença de Parkinson.

Até a data, apenas a creatina continua a ser uma possível modificadora da doença, embora estudos de creatina continuem em andamento e ainda sejam inconclusivos. Uma grande crítica a essa abordagem tem sido que as drogas foram selecionadas por um consenso entre os especialistas, que consideram os potenciais riscos, benefícios e também dados científicos, embora as seleções ainda sejam opiniões gerais dos peritos principais e estejam longe da verdade. O custo dessa abordagem é substancial, com dezenas de milhões de dólares gastos, e o retorno sobre o investimento tem sido pequeno. O campo terá de melhorar e refinar o processo de desenvolvimento de medicamentos na doença de Parkinson, de modo que uma droga atinja o NET-PD ou o julgamento de um fabricante patrocinado, podendo, assim, aumentar as chances de sucesso.

A Vacina para o Parkinson
Uma nova terapia para a doença de Parkinson entrou recentemente em testes em pacientes humanos. A empresa austríaca AFFiRiS AG lançou uma experiência clínica de dois anos de uma vacina que foi projetada para parar a progressão da doença de Parkinson.

A doença de Parkinson envolve a neurodegeneração associada com a deposição de uma proteína do cérebro conhecida como alfa-sinucleína. Esses aglomerados de proteína se espalham por todo o cérebro à medida que a doença progride. Muitos especialistas acreditam que grande parte dos danos nos traços da doença de Parkinson ocorre devido à falha do cérebro para processar e limpar os depósitos de proteína.

A ideia subjacente à vacina de Parkinson é simples. Os pacientes receberão quatro injeções com a esperança de estimular uma resposta do sistema imunológico contra a alfa-sinucleína e esses anticorpos irão atacar essas proteínas prejudiciais, em última análise, limpá-las. Trinta e dois pacientes humanos com a doença de Parkinson vão fazer parte de um estudo de segurança e tolerabilidade, esse projeto foi nomeado PD01A. O estudo está em andamento, em Viena, e tem como objetivo modificar a progressão na doença de Parkinson.

É importante ter em mente que nem todos os especialistas acreditam que a remoção dessas proteínas cerebrais resultará em alterações clinicamente significativas e a modificação da doença. Além disso, devemos ter em mente que uma tentativa divulgada para remover a proteína Tau em pacientes de Alzheimer levou a preocupações de segurança e levou ao fim um estudo de vacina conhecida como AN1792, porque vários pacientes desenvolveram uma meningoencefalite grave.

O que os pacientes precisam saber sobre a vacina é que ela ainda está em uma fase inicial de testes, mas a ideia é nova e a abordagem é promissora. Eficácia, segurança e tolerabilidade terão de ser demonstradas antes que a vacina possa passar para a próxima fase de testes clínicos. A esperança é que a limpeza das proteínas, associadas à doença de Parkinson, possa traduzir-se na modificação da doença. Uma abordagem semelhante está também sendo testada em outras doenças, tais como a doença de Alzheimer, diabetes e na aterosclerose.

Novas Drogas e Novas Terapias podem estar Disponíveis em sua Clínica
Existem muitas abordagens promissoras para tratar os sintomas incapacitantes da doença de Parkinson. Emocionantes avanços terapêuticos foram introduzidos recentemente e refinados em poucos anos. A criatividade e a desenvoltura dessa geração de cientistas e médicos vão continuar a nos mover em direção a novas terapias. Você pode ser elegível para receber uma nova terapia no estabelecimento de um estudo clínico. Pergunte ao seu médico a cada consulta o que é novo, excitante e promissor. Considere se você gostaria de ser parte de um estudo clínico e catalisar o movimento de crítica em relação às melhores terapias e abordagens criativas para combater essa doença.

Segredo nº 9: Sempre pergunte sobre novas terapias.

* * *

Eu tive a honra de compartilhar a vida de milhares de pacientes com doença de Parkinson. Meu caminho foi bem definido através de minhas conversas com eles. Seus problemas se tornaram meus problemas. Eu sei que meu trabalho é abrigar suas preocupações e interesses para que possam ter a oportunidade de uma vida plena e significativa.

A viagem do paciente com a doença de Parkinson é alimentada pela esperança, e eu percebi que é a esperança que, em última análise, leva à sua felicidade. É a esperança que vai continuar a defini-los através da jornada, por vezes, difícil. O público em geral pode confundir doença de Parkinson com Lou Gehrig ou doença de Alzheimer, mas temos de lembrar que os pacientes de Parkinson são muito diferentes e, em média, têm a oportunidade de viver uma vida longa e saudável. Dicas importantes para acender a esperança na felicidade incluem:

- Não seja definido pela doença;

- Possua e amadureça fortes valores;

- Envolva a família e amigos;

- Desenvolva uma visão de quem você quer ser e como quer viver;

- Compartilhe essa jornada com outros pacientes de Parkinson e outras doenças crônicas e seus familiares;

- Esteja atento às medicações, seus tempos e os efeitos colaterais;

- Faça exercícios todos os dias, e esteja preparado para uma hospitalização inesperada;

- Escolha um médico compreensivo;

- Seja acompanhado por uma equipe interdisciplinar de especialistas na doença de Parkinson pelo menos uma vez ao ano (fisioterapeuta, terapeuta ocupacional, psicólogo, psiquiatra, fonoaudiólogo, assistente social);

- Esteja atento que transformar seu cérebro em mecânico poderá um dia ajudá-lo nos sintomas da doença;

- Pergunte frequentemente sobre novas drogas, novas terapias e novas cirurgias;

- Maximize o tratamento sintomático da sua doença e não seja consumido pela busca de uma cura;

- Tome cuidado com aqueles que vão tentar roubar sua esperança, oferecendo falsas novas terapias (glutationa, terapia de quelação, a taxa para o tratamento com células-tronco, curas milagrosas).

Independentemente da sua religião ou sua posição política, a esperança é a arma mais poderosa que você pode empregar para combater a doença de Parkinson.

* * *

Glossário

Benserazide/levodopa (Madopar) – uma forma de reposição de dopamina usada na Europa e em outras regiões.

Carbidopa/levodopa (Sinemet) – uma forma de reposição de dopamina utilizada nos Estados Unidos e em outras regiões.

DBS – Deep Brain Stimulation (estimulação cerebral profunda).

Agonistas dopaminérgicos – ao contrário da terapia de substituição de dopamina simples (Sinemet ou Madopar), agonistas da dopamina ajudam o receptor de dopamina no cérebro. Agonistas da dopamina comuns incluem Pramipexol (Mirapex, Sifrol), Ropinerole (Requip) e Cabergoline.

Síndrome da desregularão dopaminérgica – um transtorno como uma dependência associado com o desejo e ao uso excessivo de Sinemet ou Madopar (Dostinex), pergolida (Permax), rotigotina (Neupro). A rotigotina é uma formulação em forma de adesivo.

Inibidores da monoamine oxidase – um tratamento para a doença de Parkinson que funciona inibindo a falta de dopamina. Inibidores comuns incluem Selegiline genérico, Zydis Selegiline dissolução (Xilopar Zydis) e Azilect (rasagilina). Inibidores da MAO-B, quando administrados em doses baixas, são relativamente seguros para a doença de Parkinson, mesmo quando misturados com outros medicamentos. É a MAO-A que está associada com mais interações fármaco-fármaco. MAO-A raramente utilizada na doença de Parkinson.

Transtorno do controle de impulso – questões comportamentais tipicamente associadas com o uso de agonista da dopamina (compulsão alimentar, o jogo, hipersexualidade, outros comportamentos inadequados).

Corpos de Lewy – deposições de proteína que contêm alfa-sinucleína. Essas deposições são a marca patológica da doença de Parkinson.

Punding – comportamento compulsivo em que o doente executa tarefas repetitivas.

Versões traduzidas:

* * *

Inglês – Michael S. Okun, M.D.
Português – Mariana Moscovich, M.D.
Espanhol – Daniel Martinez, M.D.
Chinês – Yun Peng, M.D.
Japonês – Genko Oyama, M.D., Ph.D.
Filipino – Criscley Go, M.D.
Coreano – Ho-Won Lee, M.D.
Árabe – Omar Alsanaidi, M.D.
Sueco – Beata Ferencz, MsC.
Alemão – Christine Daniels, M.D.
Urdu – Mustafa Siddiqui, M.D.
Thai – Natlada Limotai, M.D.
Indonésio Bahasa – Frandy Susatia, M.D.
Francês – Nadira AitSahlia, M.D.
Hindi (Indiano) – Shankar Kulkarni, PhD.
Marathi (Indiano) – Aparna Shukla, M.D.
Telugu (Indiano) – Ashok Sriram, M.D.
Tamil (Indiano) – Vinata Vedam-Mai, PhD.
Italiano – Marco Sassi, M.D.
Bengali – Maria Hack
Russo – Mindaugas Bazys, M.D.
Holandês – Peggy Spauwen, M.Sc.
Polonês – Emila Sitek, M.D., Jaroslaw Slawek, M.D.

* * *

Sobre o Autor:

Michael S. Okun, M.D., é considerado uma autoridade mundial no tratamento da doença de Parkinson, e suas publicações fornecem uma voz e uma saída para capacitar as pessoas que vivem com essa doença no mundo. Atualmente é professor, diretor administrativo e codiretor do Centro de Distúrbios do Movimento e Neurorrestauração da Universidade da Flórida, parte do Centro de Investigação Translacional em Doenças Neurodegenerativas, do Instituto do Cérebro McKnight, e da Escola de Medicina da Universidade da Flórida. O centro é único e tem mais de 45 membros que fazem parte do corpo docente interdisciplinar de diversas áreas em que todos se dedicam ao cuidado, evangelismo, educação e pesquisa. Todos os especialistas trabalham em um único local, fornecendo uma melhor experiência para o paciente da doença de Parkinson. Dr. Okun tem se dedicado a esse conceito de assistência interdisciplinar para a doença de Parkinson, e desde a sua nomeação como médico diretor nacional da Fundação Nacional de Parkinson (NPF), em 2006, ele trabalhou com os mais de 40 centros de excelência internacionais da NPF para ajudar a promover o melhor ambiente possível de atendimento, pesquisa e extensão na doença de Parkinson, distonia, Tourette e outros distúrbios do movimento. Dr Okun foi uma das forças motrizes por trás da criação do Centro de Distúrbios do Movimento e Neurorrestauração e sua abordagem é completamente centrada no cuidado do paciente. Dr. Okun foi suportado por concessões do National Parkinson Foundation, do National Institutes of Health, da Parkinson Alliance e da Michael J. Fox Foundation for Parkinson's Disease Research, e ele atualmente dirige o fórum internacional Ask The Expert no site da National Parkinson Foundation. O fórum é um serviço gratuito que responde a perguntas de todos os continentes (exceto a Antártida) e teve mais de 10 mil postagens nos últimos três anos.

Dr. Okun tem dedicado grande parte de sua carreira para o desenvolvimento de centros de atendimento para as pessoas que sofrem com distúrbios do movimento. Ele também teve uma carreira profícua de pesquisa para explorar características não motoras dos gânglios da base e tem participado em estudos pioneiros explorando a cognição, os efeitos comportamentais e o humor na estimulação cerebral profunda (DBS). Dr. Okun detém o Adelaide Professorship Lackner em neurologia, publicou mais de 300 artigos e capítulos, é um poeta, tendo publicado o livro Lessons From the Bedside, em 1995, e atuou como revisor de mais de 25 importantes revistas médicas, incluindo JAMA e o New England Journal of Medicine. Ele foi convidado para falar sobre a doença de Parkinson e distúrbios do movimento em todo o mundo. Seus trabalhos publicados podem ser encontrados em muitas fontes e muitas línguas, incluindo no New England Journal of Medicine e nos fóruns de pacientes e blogs da Fundação Nacional de Parkinson. Visitantes de todo o mundo vêm para Gainesville, Flórida, para ter sua opinião sobre os tratamentos atuais de Parkinson, e ele é muito procurado como palestrante internacional. Ele tem escrito muitos livros populares, incluindo Ask the Expert sobre a doença de Parkinson e Lessons from the Bedside.

Se você tiver sugestões ou melhorias para este livro ou livros futuros. Você pode enviar um e-mail diretamente para o Dr. Okun pelo endereço: okun@neurology.ufl.edu ou michaelokunmd@gmail.com.

Referências

1. Wang, S.-C., Lu Xun, a Biography. 1984: Foreign Languages Press.
2. Steinbeck, J., Travels with Charley in Search of America. Penguin Classic. 2012: Penguin.
3. Bhalla, S., Quotes of Ghandi 1995: UBS Publishers Distributors.
4. Dorsey, E.R., et al., Projected number of people with Parkinson disease in the most populous nations, 2005 through 2030. Neurology, 2007. 68(5): p. 384-6.
5. Dungy, T., The Mentor Leader: Secrets to Building People and Teams That Win Consistently. 2010: Tyndale Momentum.
6. From James Parkinson to Friederich Lewy: leaving landmarks for further research journeys. Funct Neurol, 2003. 18(2): p. 63-4.
7. Holdorff, B., Friedrich Heinrich Lewy (1885-1950) and his work. J Hist Neurosci, 2002. 11(1): p. 19-28.
8. Paterniti, M., Driving Mr. Albert: A Trip Across America with Einstein's Brain. 2001: Dial Press.
9. Abelson, J.N., Simon, M.I., Wetzel, R., Amyloid, Proteins, Prions, and Other Aggregates. Vol. 309. 1999: Academic Press.
10. Braak, E. and H. Braak, Silver staining method for demonstrating Lewy bodies in Parkinson's disease and argyrophilic oligodendrocytes in multiple system atrophy. J Neurosci Methods, 1999. 87(1): p. 111-5.
11. Braak, H. and E. Braak, Pathoanatomy of Parkinson's disease. J Neurol, 2000. 247 Suppl 2: p. II3-10.
12. Braak, H., et al., Pattern of brain destruction in Parkinson's and Alzheimer's diseases. J Neural Transm, 1996. 103(4): p. 455-90.
13. Takahashi, H., [Pathology of neurodegenerative diseases: with special reference to Parkinson's disease and amyotrophic lateral sclerosis]. Rinsho Shinkeigaku, 2002. 42(11): p. 1085-7.
14. Cooper, J.M.J., Woodrow Wilson: A Biography. 2011: Vintage First Edition.
15. Carp, L., George Gershwin-illustrious American composer: his fatal glioblastoma. Am J Surg Pathol, 1979. 3(5): p. 473-8.
16. Ljunggren, B., The case of George Gershwin. Neurosurgery, 1982. 10(6 Pt 1): p. 733-6.
17. Parent, M. and A. Parent, Substantia nigra and Parkinson's disease: a brief history of their long and intimate relationship. Can J Neurol Sci, 2010. 37(3): p. 313-9.
18. Finger, S., Origins of Neuroscience: A History into Explanations into Brain Function. 2001: Oxford University Press.
19. Okun, M.S., Fernandez, H.H., Ask the Doctor About Parkinson's Disease. 2009: Demos Health.
20. Jin, D.Z., N. Fujii, and A.M. Graybiel, Neural representation of time in cortico-basal ganglia circuits. Proc Natl Acad Sci U S A, 2009. 106(45): p. 19156-61.
21. Sacks, O., Awakenings. 1999: Vintage.
22. Langston, J.W., The Case of the Frozen Addict. 1996: Vintage.
23. Stegemoller, E.L., T. Simuni, and C. MacKinnon, Effect of movement frequency on repetitive finger movements in patients with Parkinson's disease. Mov Disord, 2009. 24(8): p. 1162-9.
24. Stegemoller, E.L., T. Simuni, and C.D. Mackinnon, The effects of Parkinson's disease and age on syncopated finger movements. Brain Res, 2009. 1290: p. 12-20.

25. Benabid, A.L., [Stimulation therapies for Parkinson's disease: over the past two decades]. Bull Acad Natl Med, 2010. 194(7): p. 1273-86.

26. Benabid, A.L., et al., Long-term electrical inhibition of deep brain targets in movement disorders. Mov Disord, 1998. 13 Suppl 3: p. 119-25.

27. Benabid, A.L., et al., Chronic VIM thalamic stimulation in Parkinson's disease, essential tremor and extra-pyramidal dyskinesias. Acta Neurochir Suppl (Wien), 1993. 58: p. 39-44.

28. Benabid, A.L., J.F. Le Bas, and P. Pollak, [Therapeutic and physiopathological contribution of electric stimulation of deep brain structures in Parkinson's disease]. Bull Acad Natl Med, 2003. 187(2): p. 305-19; discussion 319-22.

29. Benazzouz, A. and M. Hallett, Mechanism of action of deep brain stimulation. Neurology, 2000. 55(12 Suppl 6): p. S13-6.

30. Lozano, A.M., et al., Deep brain stimulation for Parkinson's disease: disrupting the disruption. Lancet Neurol, 2002. 1(4): p. 225-31.

31. Lozano, A.M. and H. Eltahawy, How does DBS work? Suppl Clin Neurophysiol, 2004. 57: p. 733-6.

32. McIntyre, C.C., et al., Uncovering the mechanism(s) of action of deep brain stimulation: activation, inhibition, or both. Clin Neurophysiol, 2004. 115(6): p. 1239-48.

33. McIntyre, C.C., et al., How does deep brain stimulation work? Present understanding and future questions. J Clin Neurophysiol, 2004. 21(1): p. 40-50.

34. Oyama, G., et al., Selection of deep brain stimulation candidates in private neurology practices: referral may be simpler than a computerized triage system. Neuromodulation, 2012. 15(3): p. 246-50; discussion 250.

35. Lee, K.H., et al., Emerging techniques for elucidating mechanism of action of deep brain stimulation. Conf Proc IEEE Eng Med Biol Soc, 2011. 2011: p. 677-80.

36. Lee, K.H., et al., High frequency stimulation abolishes thalamic network oscillations: an electrophysiological and computational analysis. J Neural Eng, 2011. 8(4): p. 046001.

37. Vedam-Mai, V., et al., Deep brain stimulation and the role of astrocytes. Mol Psychiatry, 2012. 17(2): p. 124-31, 115.

38. Steindler, D.A., M.S. Okun, and B. Scheffler, Stem cell pathologies and neurological disease. Mod Pathol, 2012. 25(2): p. 157-62.

39. Wang, S., et al., Neurogenic potential of progenitor cells isolated from postmortem human Parkinsonian brains. Brain Res, 2012. 1464: p. 61-72.

40. Okun, M.S. and K.D. Foote, Parkinson's disease DBS: what, when, who and why? The time has come to tailor DBS targets. Expert Rev Neurother, 2010. 10(12): p. 1847-57.

41. Oyama, G., et al., Selection of deep brain stimulation candidates in private neurology practices: referral may be simpler than a computerized triage system. Neuromodulation, 2012. 15(3): p. 246-50; discussion 250.

42. Okun, M.S., et al., Development and initial validation of a screening tool for Parkinson disease surgical candidates. Neurology, 2004. 63(1): p. 161-3.

43. Alexander, G.E., M.D. Crutcher, and M.R. DeLong, Basal ganglia-thalamocortical circuits: parallel substrates for motor, oculomotor, "prefrontal" and "limbic" functions. Prog Brain Res, 1990. 85: p. 119-46.

44. Alexander, G.E., M.R. DeLong, and P.L. Strick, Parallel organization of functionally segregated circuits linking basal ganglia and cortex. Annu Rev Neurosci, 1986. 9: p. 357-81.

45. DeLong, M. and T. Wichmann, Deep brain stimulation for movement and other neurologic disorders. Ann N Y Acad Sci, 2012. 1265: p. 1-8.
46. DeLong, M.R., et al., Role of basal ganglia in limb movements. Hum Neurobiol, 1984. 2(4): p. 235-44.
47. Delong, M.R., et al., Functional organization of the basal ganglia: contributions of single-cell recording studies. Ciba Found Symp, 1984. 107: p. 64-82.
48. Goetz, C.G., The history of Parkinson's disease: early clinical descriptions and neurological therapies. Cold Spring Harb Perspect Med, 2011. 1(1): p. a008862.
49. Kempster, P.A., B. Hurwitz, and A.J. Lees, A new look at James Parkinson's Essay on the Shaking Palsy. Neurology, 2007. 69(5): p. 482-5.
50. Williams, D.R., James Parkinson's London. Mov Disord, 2007. 22(13): p. 1857-9.
51. Aarsland, D., et al., Depression in Parkinson disease--epidemiology, mechanisms and management. Nat Rev Neurol, 2012. 8(1): p. 35-47.
52. Gallagher, D.A. and A. Schrag, Psychosis, apathy, depression and anxiety in Parkinson's disease. Neurobiol Dis, 2012. 46(3): p. 581-9.
53. Tan, L.C., Mood disorders in Parkinson's disease. Parkinsonism Relat Disord, 2012. 18 Suppl 1: p. S74-6.
54. Aarsland, D., L. Marsh, and A. Schrag, Neuropsychiatric symptoms in Parkinson's disease. Mov Disord, 2009. 24(15): p. 2175-86.
55. Marsh, L., et al., Provisional diagnostic criteria for depression in Parkinson's disease: report of an NINDS/NIMH Work Group. Mov Disord, 2006. 21(2): p. 148-58.
56. Marsh, L., et al., Psychiatric comorbidities in patients with Parkinson disease and psychosis. Neurology, 2004. 63(2): p. 293-300.
57. Pontone, G.M., et al., Prevalence of anxiety disorders and anxiety subtypes in patients with Parkinson's disease. Mov Disord, 2009. 24(9): p. 1333-8.
58. Pontone, G.M., et al., Anxiety and self-perceived health status in Parkinson's disease. Parkinsonism Relat Disord, 2011. 17(4): p. 249-54.
59. Kirsch-Darrow, L., et al., Dissociating apathy and depression in Parkinson disease. Neurology, 2006. 67(1): p. 33-8.
60. Postuma, R.B., et al., Identifying prodromal Parkinson's disease: pre-motor disorders in Parkinson's disease. Mov Disord, 2012. 27(5): p. 617-26.
61. Postuma, R.B., J.F. Gagnon, and J.Y. Montplaisir, REM sleep behavior disorder: from dreams to neurodegeneration. Neurobiol Dis, 2012. 46(3): p. 553-8.
62. Schulte, E.C. and J. Winkelmann, When Parkinson's disease patients go to sleep: specific sleep disturbances related to Parkinson's disease. J Neurol, 2011. 258(Suppl 2): p. S328-35.
63. Suzuki, K., et al., [Sleep disturbances in patients with Parkinson disease]. Brain Nerve, 2012. 64(4): p. 342-55.
64. Barbeau, A., H. Mars, and L. Gillo-Joffroy, Adverse clinical side effects of levodopa therapy. Contemp Neurol Ser, 1971. 8: p. 203-37.
65. Barbeau, A., et al., Levodopa combined with peripheral decarboxylase inhibition in Parkinson's disease. Can Med Assoc J, 1972. 106(11): p. 1169-74.
66. Barbeau, A., Editorial: Long-term assessment of levodopa therapy in Parkinson's disease. Can Med Assoc J, 1975. 112(12): p. 1379-80.
67. Barbeau, A., High-level levodopa therapy in Parkinson's disease: five years later. Trans Am Neurol Assoc, 1974. 99: p. 160-3.

68. Barbeau, A., [The use of levodopa in diseases other than Parkinsonism]. Union Med Can, 1972. 101(5): p. 849-52.
69. Friedman, J.H., Punding on levodopa. Biol Psychiatry, 1994. 36(5): p. 350-1.
70. Fernandez, H.H. and J.H. Friedman, Punding on L-dopa. Mov Disord, 1999. 14(5): p. 836-8.
71. Hammond, C.J., H.H. Fernandez, and M.S. Okun, Reflections: neurology and the humanities. A punder in Catch-22. Neurology, 2009. 72(6): p. 574-5.
72. Heller, J., Catch-22. 1961: Simon and Schuster.
73. Giovannoni, G., et al., Hedonistic homeostatic dysregulation in patients with Parkinson's disease on dopamine replacement therapies. J Neurol Neurosurg Psychiatry, 2000. 68(4): p. 423-8.
74. LeWitt, P.A., J. Dubow, and C. Singer, Is levodopa toxic? Insights from a brain bank. Neurology, 2011. 77(15): p. 1414-5.
75. Parkkinen, L., et al., Does levodopa accelerate the pathologic process in Parkinson disease brain? Neurology, 2011. 77(15): p. 1420-6.
76. Fahn, S., et al., Levodopa and the progression of Parkinson's disease. N Engl J Med, 2004. 351(24): p. 2498-508.
77. Okun, M.S., et al., Piloting the NPF data-driven quality improvement initiative. Parkinsonism Relat Disord, 2010. 16(8): p. 517-21.
78. Voon, V. and S.H. Fox, Medication-related impulse control and repetitive behaviors in Parkinson disease. Arch Neurol, 2007. 64(8): p. 1089-96.
79. Voon, V., et al., Impulse control disorders in Parkinson disease: a multicenter case--control study. Ann Neurol, 2011. 69(6): p. 986-96.
80. Weintraub, D., Dopamine and impulse control disorders in Parkinson's disease. Ann Neurol, 2008. 64 Suppl 2: p. S93-100.
81. Weintraub, D., et al., Impulse control disorders in Parkinson disease: a cross-sectional study of 3090 patients. Arch Neurol, 2010. 67(5): p. 589-95.
82. Weintraub, D., et al., Association of dopamine agonist use with impulse control disorders in Parkinson disease. Arch Neurol, 2006. 63(7): p. 969-73.
83. Shapiro, M.A., et al., The four As associated with pathological Parkinson disease gamblers: anxiety, anger, age, and agonists. Neuropsychiatr Dis Treat, 2007. 3(1): p. 161-7.
84. Limotai, N., et al., Addiction-like manifestations and Parkinson's disease: a large single center 9-year experience. Int J Neurosci, 2012. 122(3): p. 145-53.
85. Rabinak, C.A. and M.J. Nirenberg, Dopamine agonist withdrawal syndrome in Parkinson disease. Arch Neurol, 2010. 67(1): p. 58-63.
86. Moum, S.J., et al., Effects of STN and GPi deep brain stimulation on impulse control disorders and dopamine dysregulation syndrome. PLoS One, 2012. 7(1): p. e29768.
87. Lhommee, E., et al., Subthalamic stimulation in Parkinson's disease: restoring the balance of motivated behaviours. Brain, 2012. 135(Pt 5): p. 1463-77.
88. Zigmond, M.J., et al., Neurorestoration by physical exercise: moving forward. Parkinsonism Relat Disord, 2012. 18 Suppl 1: p. S147-50.
89. Smith, A.D. and M.J. Zigmond, Can the brain be protected through exercise? Lessons from an animal model of parkinsonism. Exp Neurol, 2003. 184(1): p. 31-9.
90. Petzinger, G.M., et al., Enhancing neuroplasticity in the basal ganglia: the role of exercise in Parkinson's disease. Mov Disord, 2010. 25 Suppl 1: p. S141-5.

91. Fisher, B., Intervention that challenges the nervous system confronts the challenge of real-world clinical practice. J Neurol Phys Ther, 2011. 35(3): p. 148-9.
92. Corcos, D.M., C.L. Comella, and C.G. Goetz, Tai chi for patients with Parkinson's disease. N Engl J Med, 2012. 366(18): p. 1737-8; author reply 1738.
93. Hass, C.J., et al., Progressive resistance training improves gait initiation in individuals with Parkinson's disease. Gait Posture, 2012. 35(4): p. 669-73.
94. Snijders, A.H., et al., Bicycling breaks the ice for freezers of gait. Mov Disord, 2011. 26(3): p. 367-71.
95. Snijders, A.H., M. van Kesteren, and B.R. Bloem, Cycling is less affected than walking in freezers of gait. J Neurol Neurosurg Psychiatry, 2012. 83(5): p. 575-6.
96. Alberts, J.L., et al., It is not about the bike, it is about the pedaling: forced exercise and Parkinson's disease. Exerc Sport Sci Rev, 2011. 39(4): p. 177-86.
97. Ahlskog, J.E., Does vigorous exercise have a neuroprotective effect in Parkinson disease? Neurology, 2011. 77(3): p. 288-94.
98. Keus, S.H., et al., The ParkinsonNet trial: design and baseline characteristics. Mov Disord, 2010. 25(7): p. 830-7.
99. Keus, S.H., et al., Improving community healthcare for patients with Parkinson's disease: the dutch model. Parkinsons Dis, 2012. 2012: p. 543426.
100. Munneke, M., et al., Efficacy of community-based physiotherapy networks for patients with Parkinson's disease: a cluster-randomised trial. Lancet Neurol, 2010. 9(1): p. 46-54.
101. Nijkrake, M.J., et al., The ParkinsonNet concept: development, implementation and initial experience. Mov Disord, 2010. 25(7): p. 823-9.
102. Aminoff, M.J., et al., Management of the hospitalized patient with Parkinson's disease: current state of the field and need for guidelines. Parkinsonism Relat Disord, 2011. 17(3): p. 139-45.
103. Gerlach, O.H., et al., Deterioration of Parkinson's disease during hospitalization: survey of 684 patients. BMC Neurol, 2012. 12: p. 13.
104. Gerlach, O.H., V.J. Rouvroije, and W.E. Weber, Parkinson's disease and hospitalization: the need for guidelines. Parkinsonism Relat Disord, 2011. 17(6): p. 498.
105. Chou, K.L., et al., Hospitalization in Parkinson disease: a survey of National Parkinson Foundation Centers. Parkinsonism Relat Disord, 2011. 17(6): p. 440-5.
106. Wexler, A., Mapping Fate: A Memoir of Family, Risk, and Genetic Research. 1996: University of California Press.
107. Tanner, C.M., et al., Rotenone, paraquat, and Parkinson's disease. Environ Health Perspect, 2011. 119(6): p. 866-72.
108. Goldman, S.M., et al., Occupation and parkinsonism in three movement disorders clinics. Neurology, 2005. 65(9): p. 1430-5.
109. Goldman, S.M., et al., Solvent exposures and Parkinson disease risk in twins. Ann Neurol, 2012. 71(6): p. 776-84.
110. Hancock, D.B., et al., Pesticide exposure and risk of Parkinson's disease: a family-based case-control study. BMC Neurol, 2008. 8: p. 6.
111. Dick, F.D., et al., Gene-environment interactions in parkinsonism and Parkinson's disease: the Geoparkinson study. Occup Environ Med, 2007. 64(10): p. 673-80.
112. Christine, C.W., et al., Safety and tolerability of putaminal AADC gene therapy for Parkinson disease. Neurology, 2009. 73(20): p. 1662-9.

113. Marks, W.J., Jr., et al., Gene delivery of AAV2-neurturin for Parkinson's disease: a double-blind, randomised, controlled trial. Lancet Neurol, 2010. 9(12): p. 1164-72.
114. LeWitt, P.A., et al., AAV2-GAD gene therapy for advanced Parkinson's disease: a double-blind, sham-surgery controlled, randomised trial. Lancet Neurol, 2011. 10(4): p. 309-19.
115. Kaplitt, M.G., et al., Safety and tolerability of gene therapy with an adeno-associated virus (AAV) borne GAD gene for Parkinson's disease: an open label, phase I trial. Lancet, 2007. 369(9579): p. 2097-105.
116. Feigin, A., et al., Modulation of metabolic brain networks after subthalamic gene therapy for Parkinson's disease. Proc Natl Acad Sci U S A, 2007. 104(49): p. 19559-64.
117. Mitka, M., Experimental RNA therapy shows promise against Ebola virus in monkey studies. JAMA, 2010. 304(1): p. 31.
118. Geisbert, T.W., et al., Postexposure protection of non-human primates against a lethal Ebola virus challenge with RNA interference: a proof-of-concept study. Lancet, 2010. 375(9729): p. 1896-905.
119. Feldmann, H., Are we any closer to combating Ebola infections? Lancet, 2010. 375(9729): p. 1850-2.
120. Kravitz, A.V., et al., Regulation of parkinsonian motor behaviours by optogenetic control of basal ganglia circuitry. Nature, 2010. 466(7306): p. 622-6.
121. Bass, C.E., et al., Optogenetic control of striatal dopamine release in rats. J Neurochem, 2010. 114(5): p. 1344-52.

Existe um blog gratuito direcionado para familiares e pacientes, neste podem ser encontradas informações sobre tratamento e outras dicas sobre a Doença de Parkinson: http://www.parkinsonsecrets.com. Nesta página da web também podem ser encontradas informações biográficas sobre outros tradutores.

Você também pode encontrar informações úteis sobre Parkinson nos três blogs dirigidos pelo Dr. Okun:

http://www.Parkinsonsecrets.com
http://mdc.mbi.ufl.edu/category/treatment/parkinsons-treatment-tips
http://www.parkinson.org/Patients/Patients---On-The-Blog.aspx

# # #